Business Continuity Plan

病院のBCP

災害時の医療継続のために

【著】佐々木 勝（都立広尾病院・院長）

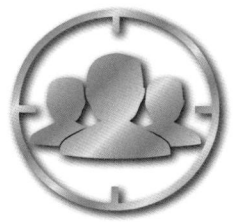

株式会社 新興医学出版社

Hospital Business Continuity Plan for Disasters

Masaru SASAKI

president

Tokyo Metropolitan Hiroo Hospital

©First edition, 2014 published by
SHINKOH IGAKU SHUPPAN CO., LTD TOKYO.
Printed & bound in Japan

序　文

　2014年1月5日付の東京新聞朝刊に，『「首都直下マニュアル」なし』という見出しで，『国内の原発の安全対策を担う原子力規制委員会が，首都直下地震の発生を想定した危機管理マニュアルに当たる事業継続計画（BCP）を発足から1年以上がたった現在も策定していないことが分かった』という記事が載っていた。さらに，『首都直下地震では，政府の中枢機能が停止する事態に備える必要がある。だが，現状では，規制委は地震で自らの機能が失われることを想定できていない』と続いていた。

　2010年4月内閣府防災担当から「地震発生時における地方公共団体の業務継続の手引きとその解説」が出され，各自治体にBCP策定が促され，企業のみではなく，公的な機関もBCP策定に取り組んできたはずである。しかしながら，現状をみる限りでは，自治体だけではなく各方面で，BCP策定には温度差があるように思われる。この原因を怠慢と決めつけてしまうは早計である。BCPを策定する意識は高いけれど，策定の方法論が見つからないというのが本音ではないだろうか。特に病院は企業と異なり，「発災直直後から病院自体も被害を受けたにもかかわらず通常以上の業務負担が強いられることや業務自体が生命を扱うものである」という特殊性がある。

　2011年3月11日に起こった東日本大震災は，直接被害と連鎖的被害，対応の複線化・多重化など新たな課題を提示したのみではない。初動体制に重点をおいた対応から，タイムラインを考慮した実践可能な病院医療業務の継続に重点をおいたBCPの策定を否応なしに我々に突き付けた。広尾病院では院内各部署からの協力を得，2012年3月に都立広尾病院BCP（地震編）を完成させた。本書はその時の経験を源に，新たな知見も加え執筆したものである。BCPの策定の一助となれば幸いである。

　　2014年2月

佐々木　勝

目　　次

BCP とは ·· 6

何故 BCP は災害対応に用いられるのか ··· 8

病院の BCP の特徴 ···10

BCP 策定過程 ··12

BCP の訓練 ··18

訓練研修スケジュール実例，BCP から BCM へ ···23
 A. テーマと基礎知識 ··24
 B. プロファイリング ··24
  1. 二次元展開法，多次元展開法 ···25
  2. BIA（business impact analysis） ···27
  3. Surge Capacity ··33
  4. 初動体制と BCP ··35
  5. 被害想定 ···36
  6. 検証とトレーニング，特にコンフリクトゲーム ····························50
  7. 資源不足下のトリアージへの意識改革 ···53

まとめ ···57

参考文献 ···58

索　　引 ···60

BCPとは

2012年の第27回日本救命医療学会学術集会のシンポジウム「大災害における救命救急センターおよび災害拠点病院の役割」においても，従来から被災地内外の課題を分析し随時対応を考えてきたにもかかわらず，なぜ実践対応が不十分なのかが議論になった．論点は組織機構の命令権者の意識改革にも及んだ．BCP策定は災害時に地域住民の安全安心を守るために，資源が制約された状況の下，初動体制のみではなく，診療の継続を図ることが求められている病院にとって喫緊の課題である．

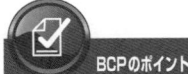

BCPとは一言で表せば，時系列で変遷する医療需要を考慮しながら，リアルタイムに資源を考えつつ，著しく増加した医療需要に対応していくことである．BCPの目的は，職員を守る，病院を守る，医療の継続を図る，医療の復旧を遂げる，の4点であり，病院のビジネスインパクト分析（business impact analysis：BIA），surge capacityの検討が必要である．

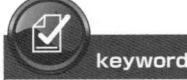

救命センター，災害拠点病院にとって最も必要なことは，「個人に最良を」という理念から「最大多数に最良を」という理念に転換する意識や判断のタイミングである（図1）．災害時というリスク下における意思決定は不確実性下の意思決定であり，選択肢を決定したことによる結果の確率が既知でない場合の意思決定である．それ故，BCPでは命令権者に必要とされるものは，bounded rationality（限定合理性）である．都立病院ではBCP策定を2012年中に終了し，それをもとに，地震想定下の時々刻々と変化する医療需要状況に応じ，その時点の事業継続の判断を問うシミュレーション訓練を行っている．

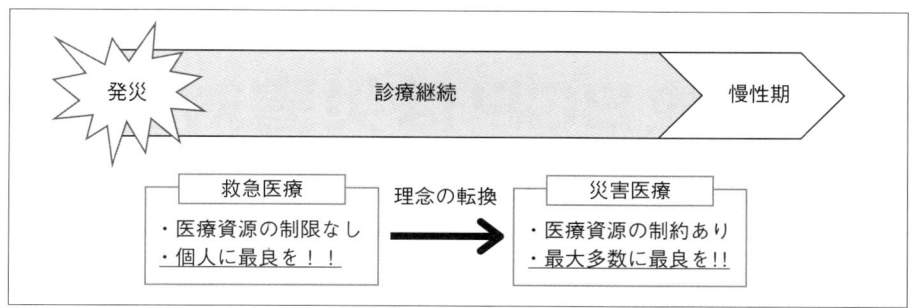

図1 何が問題であったか？ 救急医療から災害医療への基本概念の転換
＊基本概念の違いを理解した上で，資源制約の中，診療をいかに継続させていくか？
＊救急病院や救命救急センターの理念から災害拠点病院の理念への変化させる必要があるが「個人から全体へ」の理念の転換時期の決断が曖昧であった。
＊資源制約という過酷な状況下，医療サービスを継続していくことが優先業務となる。

何故BCPは災害対応に用いられるのか

keyword
リスク＝
（被害の生起確率）
×（被害の重大性）

　BCPとは一言でいえば，リスク管理についての計画である（図2）。リスクは，（被害の生起確率）×（被害の重大性）の式で示される。リスク論でいうリスクの概念は，意思決定論でいう「結果の確率分布が既知な状況」に関するリスクの事態と「結果の確率分布が既知でない状況」に関する不確実性の事態を含んでいると解釈することができる（図3）。前者は通常の危機管理であり，後者は大災害時の危機管理である。すなわち，大災害時には，ある決断をした場合に，その決断がどういう結果を生むか，また，その結果の発生確率が全く不明な状況下で危機管理をせざるを得ないということであり，最も難しい危機管理である。

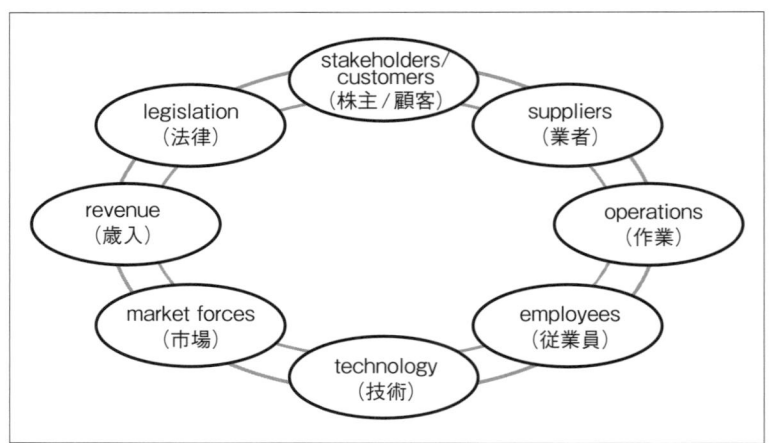

図2　BCPをとりまくリスク
　＊ビジネスに重大な障害を引き起こす事態に対応し，ビジネスを継続することがBCPである。
　[Sean Lawson：Business continuity planning（http://www.lincgroup.com/docs/Business%20Continuity%20Planning.ppt）より改変]

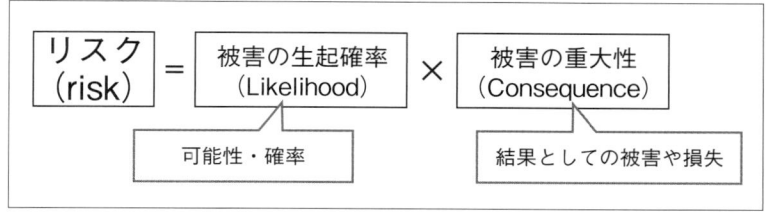

図3 リスク概念の定義
　＊リスクは背景や状況に応じて変化する。
　＊脆弱性（Vulnerability）への対応でリスクは減少する。
　＊危機管理も災害対応も脆弱性への対応が必須。
［全米研究評議会（National Research Council, 1989），Damon P. Coppla：Introduction to International Disaster Management. Elsevier, Oxford, p28-33, 2007より］

　危機管理と災害対応は，生命と財産を守るという目的と脆弱な部分に対応することによって被害を小さくできることが共通であるため，危機管理の手法であるBCPが災害対応にも用いられる。

 病院のBCPの特徴

　災害時の病院のBCPは，災害により病院自体が被害を受けたにもかかわらず，発災直後から通常業務を超えて増加した医療需要に対応しなければならない．また，通常業務を超えた対応が1ヵ月以上も持続する（図4）．一方，企業は，発災後に低下した機能を可能な限り短時間に復旧させればよい．

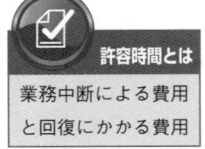

　発災直後から業務中断による費用（cost of disruption）と回復にかかる費用（cost to recover）の曲線が交わる点までの許容時間を各々の事業で見積もり，その上で重要業務を選択していくのが企業である．一方，病院にとっての重要業務は，医療の継続であるため，この許容時間を可能な限り短縮し，増加した医療需要に応じることが病院のBCPの特徴である（図5）．東日本大震災に関する医療職へのアンケート調査では，「物資の不足時でも来院する傷病者は誰も拒否すべきでない」と回答する者が10％みられ，このこと

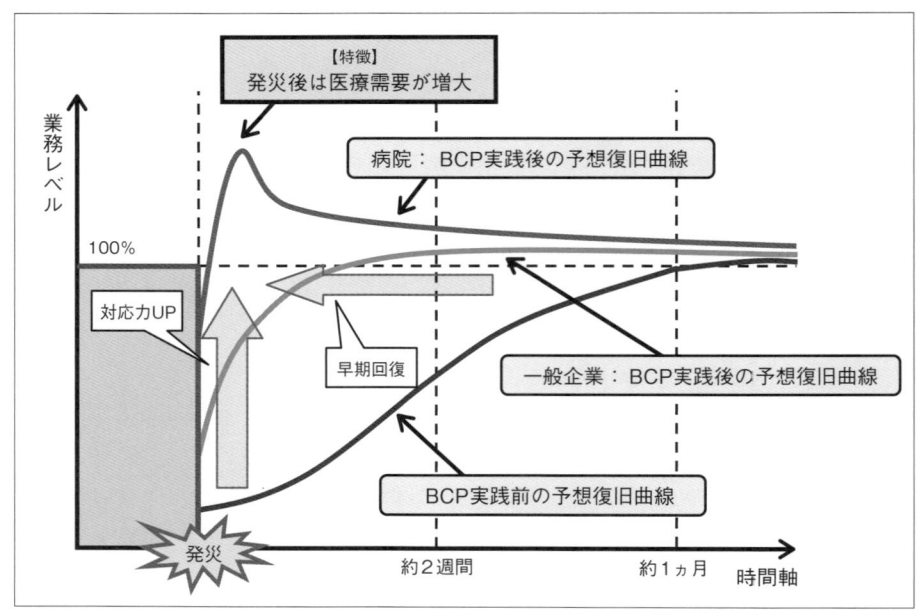

図4　災害時の病院におけるBCPの特徴

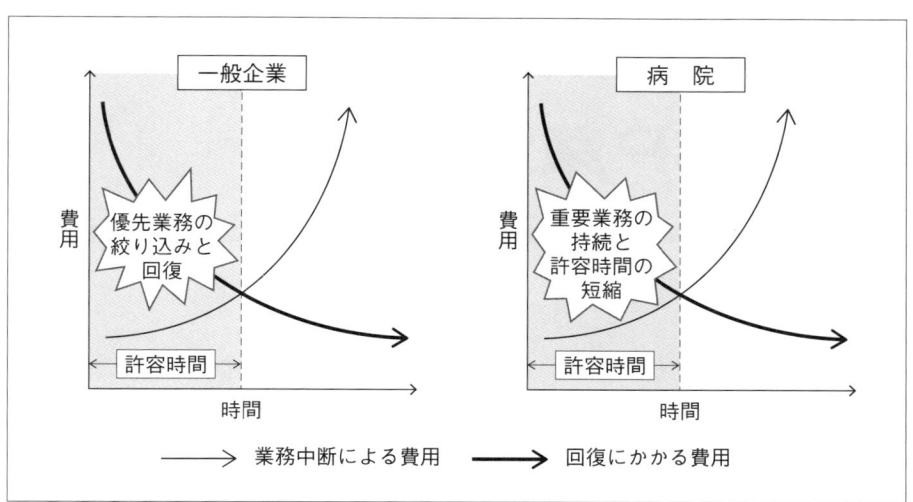

図5 業務障害の許容時間

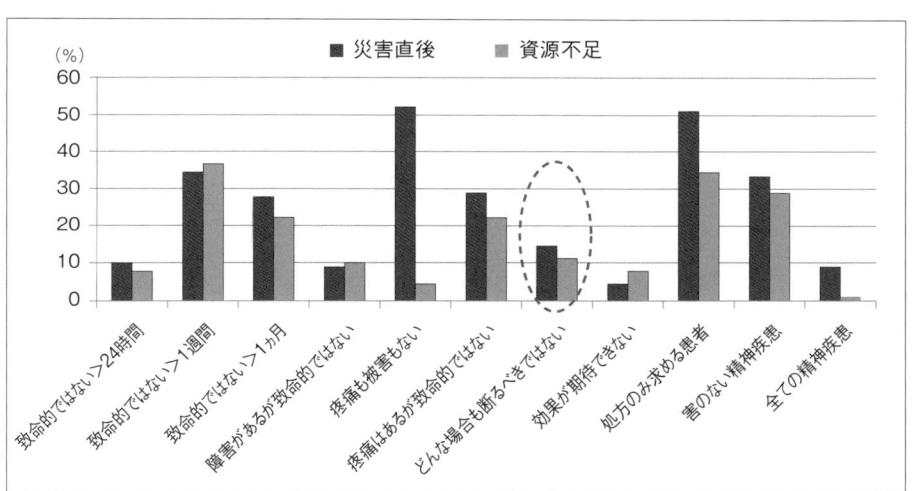

図6 災害時に、どのような患者さんは拒否しても良いと考えますか？
　　＊物資の不足時でも誰も拒否すべきでない、と回答する者が10％みられた。
　　＊救急・災害医療の経験による差はみられなかった。
　　＊資器材が何もなくて、本当に診療が可能か？

[Sae Ochi：Hospitals Safe From Disaster Lessons learned from the Great East Japan Earthquake. MRC-HPA Center for Environment and Health, Imperial College London 18th World Congress on Disaster & Emergency Medicine. 28-31 May 2013. Manchester U.K. より]

は救急・災害医療の経験による差はみられなかった（図6）。しかし、本当に、資源が枯渇した状況下で診療が可能であろうか。むしろ、このような状況下では診療をいったん中止し体制を再構築するか、もしくは、このような状況に追い込まれないように体制作りをすることがBCPの基本概念である。

BCP策定過程

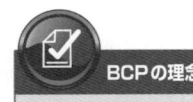

BCPの理念
1. 職員を守る
2. 病院を守る
3. 医療の継続を図る
4. 医療の復旧を遂げる

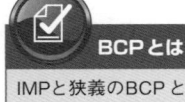

BCPとは
IMPと狭義のBCPとBRPを含む

　病院のBCPは表1に示すように，計画策定の基本的な考え方，事業継続のための課題と対策，事業継続計画の推進に向けた取り組み，の3つの大項目について，各小項目を検討することからなっている。計画の基本理念は，①職員を守る，②病院を守る，③医療の継続を図る，④医療の復旧を遂げる，の4つである。この基本理念をもとに，タイムラインに沿った医療需要の推移に対応し，初期対応計画（incident management plan：IMP）⇒狭義のBCP⇒事業復旧計画（business recovery plan：BRP）を策定していく。医療機関の場合，人命の救済・維持が主たる事業であるから，IMPとBCPは一体の計画として策定される傾向にある。IMP，狭義のBCP，BRPの3つを含めて広義のBCPとして解釈する（図7）。IMPは新たに作成するのではなく，すでに各病院で策定済みの「災害時対応マニュアル」のうち，地震発生直後からおおむね3日以内に取り組むべき事項を緊急対応計画（emergency response plan：ERP）として用いることで，従来の対応と整合性を保てる（図8）。ERPは短時間の緊急事故管理であり，各分野から資源調達することに

表1　病院BCPの構成

第1	計画策定の基本的な考え方
	1. 病院BCP策定の目的と方針
	2. 前提とする災害と被害想定
	3. 発災直後から復旧までの医療需要
第2	事業継続のための課題と対策
	1. 事業継続のための執行体制づくり
	2. 発災時の事業継続計画
	3. 緊急対応計画（emergency response plan：ERP）
	4. 必要資源の現状
	5. 事業継続上の課題
第3	事業継続計画の推進に向けた取り組み

［地震発災時における地方公共団体の業務継続の手引きとその解説 第1版．平成22年4月内閣府（防災担当）より改変］

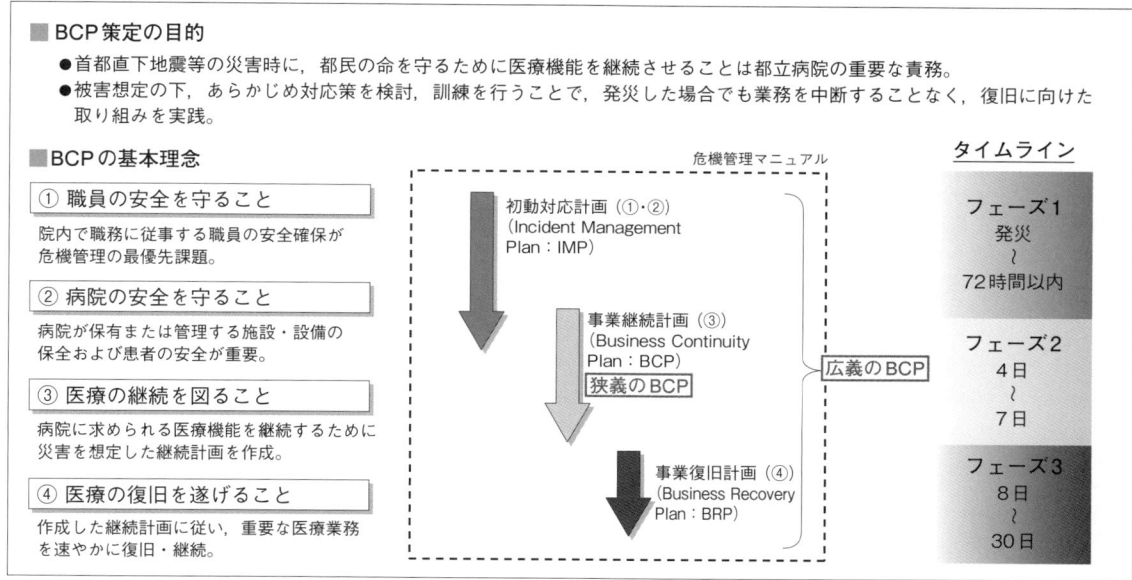

図7　都立病院BCP策定の基本構想

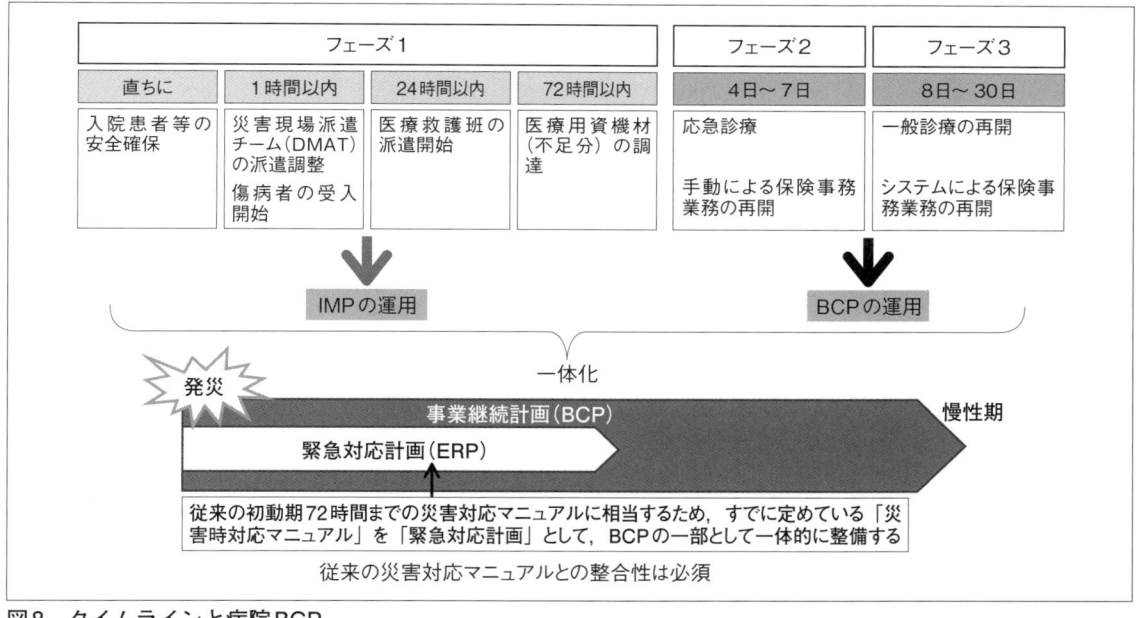

図8　タイムラインと病院BCP

より対応し，BRPは業務継続のタイムラインを持ち，ある分野の欠損があるため，分野間の調整や協調，分野間の資源の移動で対応する。

発災時，発災直後から24時間まで，24時間から72時間までの時系列に沿って整理し，災害時に多数の傷病者を受け入れるために院内施設の転用方法を

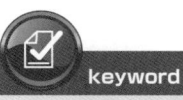

keyword
・発災直後から24時間まで
・24時間から72時間まで

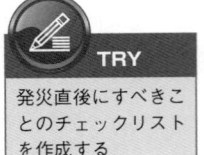
TRY
発災直後にすべきこ
とのチェックリスト
を作成する

検討し明示する．診療を停止せざるを得ないような被災状況に陥った時のために診療を一時停止する場合の手順も明示しておくことが重要である．あらかじめ実施項目のチェックリストを作成しておくと対応に支障がない（**表2**）．

災害時の病院のBCPを考える上で忘れてはいけないのは，発災後生じる医療需要と発災後新たに生じる医療需要だけではなく，発災以前から存在する通常業務としての医療需要もあることである（**図9**）．また，マニュアルだけではなく，あらかじめのルール作成も重要であり，例えば，発災時にすでに来院している一般救急患者への対応や入院している患者への対応，再来患者への対応などに対する病院の方針を平常時から定めておくことにより混乱を少なくできる．退院基準の一例を**表3**に示したが，72時間以内に大きな問題が起こらない「最少」群に分類される入院患者は状況に応じて帰宅させる．

計画を立案するには，想定が必要である．想定の範囲としてどこかに線を引かざるを得ないが，被害想定は過去の経験や科学的な知見から得た可能性と確率により起こり得る損害の重大性やコストのバランスに依存するため，常に想定外を想定しておく必要がある．BCPの対象として東京都病院経営

表2 発災直後にすべきことチェックリストの1例

□発災直後〜24時間まで		
チェック	対　応	災害時対応マニュアルの参照箇所
(1)	火災の有無の確認	
□	初期消火	・・・・・・・・・・・・・
□	応援要請	・・・・・・・・・・・・・
□	通報	・・・・・・・・・・・・・
□	避難	・・・・・・・・・・・・・
(2)	人的被害確認，報告	
□	職員	・・・・・・・・・・・・・
□	患者	・・・・・・・・・・・・・
□	その他来院者	・・・・・・・・・・・・・
(3)	施設等の被害確認，報告	
□	施設，設備，ライフライン	・・・・・・・・・・・・・
□	医療機器等資器材	・・・・・・・・・・・・・
(4)	災害対策本部の設置	
□	設置場所（日中発災）	・・・・・・・・・・・・・
□	設置場所（夜間休日発災）	・・・・・・・・・・・・・
□	院内の被害状況の把握，人，施設，資器材，備蓄品	・・・・・・・・・・・・・
□	院内体制の確認，空床数，手術室，臨時病床数	・・・・・・・・・・・・・

＊チェックリストとして活用できる表形式で実施項目を整理する．

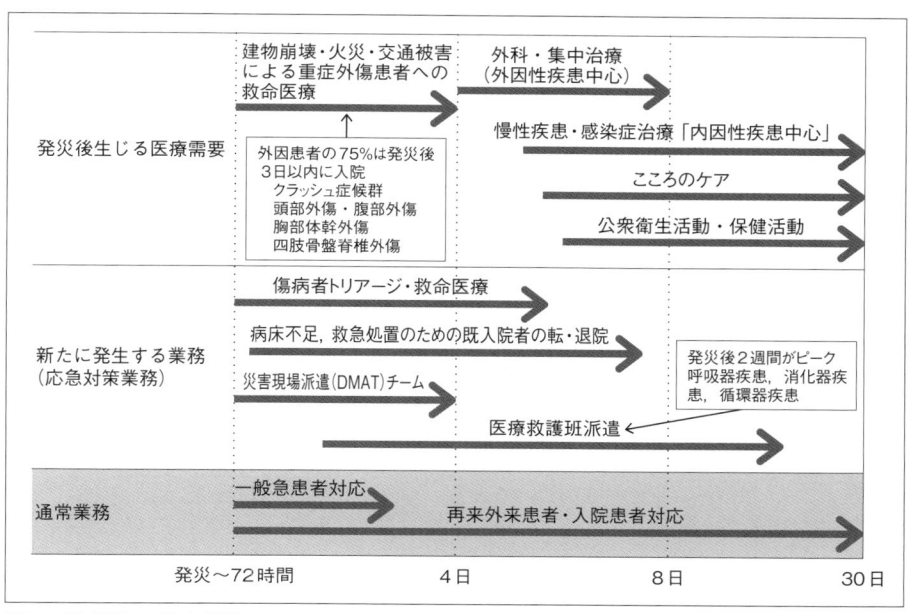

図9 発災後の医療需要

表3 退院基準の1例：マニュアルも大事だが，あらかじめのルール作りも必須
例えば，surge capacity を増加するための退院の基準

医学的リスクの大きさ	基　準	医学的イベント発生率(%)
最　小	72時間は問題は起こらないだろう	3.8
軽　度	致命的なことは起こらない．災害の影響が病院に残る危険を超えた時は早期退院を促す	11.7
中等度	集中治療を要しないことは起こる．自宅退院は進められず，適切な中等度施設に送る	33.1
高　度	罹患率・死亡率を考えると治療は中断できない．高度な医療技術を必要とし，大きな急性病院に送る	61
最　大	移動や転院は不可能．不安定で移送は困難	92.3

[Kelen GD：Science of surge medical response capability, (http://www.orau.gov/DHSSummit/2008/presentations/Mar19/Kelen.pdf) より改変]

　本部は，「首都直下地震による東京の被害想定」（平成24年11月4日修正，東京都防災会議）による「東京湾北部地震M7.3（冬の平日，夜20時，風速8m/秒)」を想定している．夜20時を想定したのは，病院にとって厳しい条件下，すなわち，「勤務職員数が少ない」「ERに救急患者が多く来院する時間帯」「院長他トップマネジメントが不在」でBCPを策定した方がより実践的なものになると考えたからである．

　BCPはその性格上，指揮命令権者が決断しなければ，下流に支障が出る

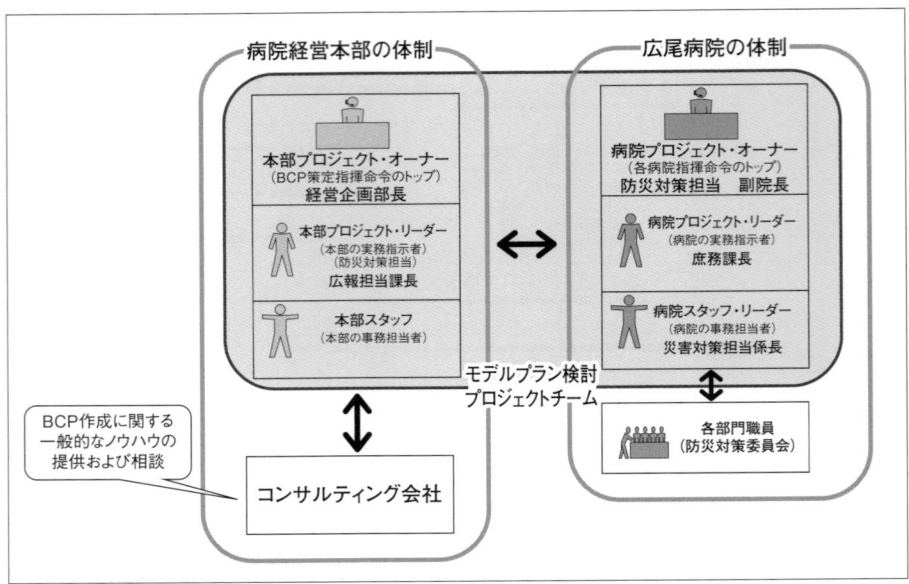

図10　都立広尾病院BCP検討体制（モデルプラン作成）例

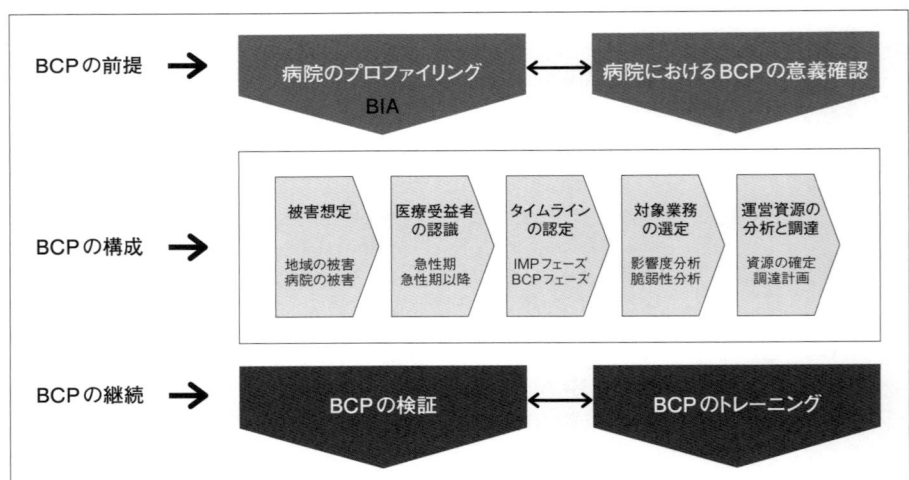

図11　病院BCPのプロセス

ため，病院幹部が中心となってモデルプランを作成する必要がある．データ集積などにコンサルティング会社の応援が一部必要であるが，根幹は病院幹部の発想が重要である（図10）．このような過程を経て都立病院BCPが策定された（図11，表4）．マニュアルはファイル形式になっており，訓練の過程で改善や改訂がしやすい．

表4 都立広尾病院BCP（地震編）の目次
第1 計画策定の基本的な考え方
　　1 都立病院BCP（地震編）策定の目的と方針
　　　（1）策定の目的
　　　（2）他計画等との関係
　　　（3）計画策定の基本概念
　　　（4）復旧までの3つのフェーズ
　　　（5）都立病院BCPの構成
　　2 前提とする地震と被害想定
　　　（1）発生時刻と気象条件
　　　（2）被害状況の想定
　　　（3）各フェーズにおける想定状況
　　3 発生直後から復旧までの医療需要
　　　（1）医療需要の推移と応急対策業務（非常時優先業務）
　　　（2）受入傷病者想定
　　　（3）広尾病院の役割
第2 事業継続のための課題と対策
　　1 事業継続のための執行体制つくり
　　　（1）職員参集ルール
　　　（2）参集可能人員予測（地震発生時刻：平日20時）
　　　（3）職員の安否確認と参集可否の連絡
　　　（4）発災時参集のための備え
　　　（5）職員家族の安否確認
　　　（6）現地機動班要員
　　2 発災時の事業継続計画
　　　（1）発生時の非常時優先業務と事業継続計画
　　　（2）部門（科・課）別非常時優先業務と事業継続計画
　　　（3）委託業務の事業継続
　　3 緊急対応計画（ERP=emergency response plan）
　　　（1）緊急対応計画の概要
　　　（2）発災時のフロアレイアウト
　　　（3）診療を停止した場合の対応
　　4 必要資源
　　　（1）非常時優先業務と必要資源
　　　（2）必要資源の確保状況
　　5 事業継続上の課題
　　　（1）計画的な対策の実施
　　　（2）災害時における医療連携
　　　（3）災害時診療体制の検討について
第3 事業継続計画の推進に向けた取り組み
　　1 事業継続マネジメント（BCM）
　　2 計画の策定（PLAN）
　　3 研修と訓練（DO）
　　4 点検と検証（CHECK）
　　5 見直し（ACTION）
別添資料
　　災害時情報連絡先一覧
　　災害時対応マニュアル

BCPの訓練

BCPの目的は計画を策定することではなく，組織における管理体制，業務継続体制を強化することである．災害時の病院の役割については，災害対応マニュアルに準拠して活動できるよう，多くの病院でマニュアルが策定されているが，本当に実践可能にするためには，災害対応時にどのような問題が起こるかを知ることが大事である．

過去の災害事例では，自然災害は発生頻度が少ないうえ，個々の災害には種類・地域・発生時期による個別性が強く，一般的な災害対応の教訓が得られにくい．防災担当者も定期的なローテーションにより異動するため，経験の蓄積が得られにくい．災害発生時のみならず，平常時の図上訓練などの模擬訓練においても情報処理や対応で混乱が生じる．また，以上の理由などにより，幹部・職員の登院の可否，職員の人員想定の質と量，病院や活動拠点の使用の可否，情報の質と量，サプライチェーンの断続などマニュアル策定の際の想定に対して，想定外のことが起こる．従来は，想定の範囲の中での訓練のみであったが，BCPの訓練では想定外の訓練が必要になる．例えば「予定していた参集人員が計画より少なかった場合の対応はどうするのか」といったようなストレスを与えて，その答えを考える．もちろん，状況やおかれた立場・職種により答えは異なり，絶対的な正解はないのであるが，このようなストレスを克服していくことが，組織の危機管理体制，業務継続体制の強化に結びつく．

TRY
予定より参集人員が少ないときの対応を考えてみる

訓練の第1の課題は，災害の時系列に沿って変化する医療需要に対して，リアルタイムに病院資源を分析検討し，著しく増加した傷病者に対応するために「非常時優先業務」「指揮命令系統」「想定外の対応」を考えることである（図12）．非常時優先業務は各部門別で，また，指揮命令系統は幹部不在の夜勤帯で，あらかじめ決定しておくことが必要である．BCP開発過程でのテストと認識，計画ステップでの訓練は重要な要素であり，特に，訓練す

keyword
・非常時優先業務
・指揮命令系統
・想定外の対応

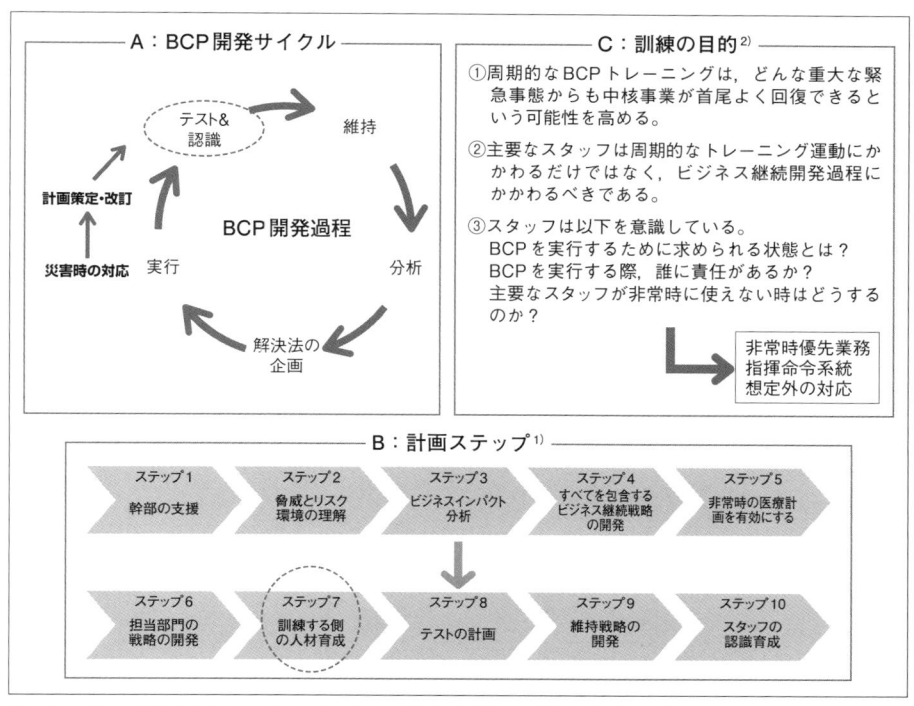

図12 BCP開発過程における訓練・研修の位置，目的と計画ステップ
1) Fundamentals of business continuity planning：http://www.datatrans.org/presentations/100331-2_BDA_DATA_GW_Presentation.pdf
2) Ronald F：Business continuity planning fundamentals March 28, 2006. Business Development Associations LLC

表5 部門別BCP作成のポイント

①職員の参集状況を想定する 　（夜間の発災を想定） ②非常時優先業務を抽出する 　あらかじめ，実体に見合った各部門の優先業務を選定することが重要である ③フェーズ毎の参集人員状況に基づき，取り組むべき非常時優先業務を選定する ④職種間の連携を基に作成する 　例1）災害対策本部運営⇒事務局職員不在の間は，医師・看護師を中心に行う 　例2）リハビリ科職員⇒フェーズ1では災害対策本部運営 ⑤通常，委託会社が行っている業務については，災害時の各社の対応方針を確認の上，職員による対応も視野に入れて検討する

る側の人材育成が急務である。

　部門別に行う非常時優先業務計画は，①発災想定時刻の職員の参集状況の想定，②その時刻での非常時優先業務の抽出，③フェーズ毎の参集人員状況に基づいた取り組むべき非常時優先業務の選定，④職種間の連携，⑤委託会社が行っている平常時の業務を基に作成する（**表5**）。例えば，災害対策本

部運営は事務局職員不在の間であれば医師・看護師を中心に行う，あるいは，リハビリ科職員であれば急性期ではその専門性を生かす業務はないため，災害対策本部運営を手伝う．平常時委託会社が行っている業務については，各社の災害時の対応方針を確認の上，職員による対応も視野に入れて検討するなど具体的なものを作成し（**表6**），各部門の策定後，病院の総括表を策定する（**表7**）．

訓練の第2の目的はどんな重大な緊急事態に対しても重要業務が首尾よく

keyword
実習訓練
・机上訓練
・ゲーム
・機能別模擬訓練
・グループ討議
・全体の模擬訓練

TRY
部門別に優先業務を検討し，病院全体で総括する

表6　部門別非常時優先業務策定の1例

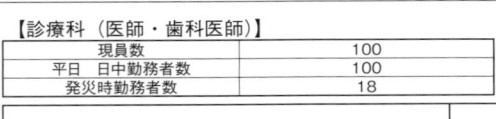

表7 非常時優先業務（総括表）の1例

業務区分	業務内容	目標レベル	着手時期	目標復旧時間	業務継続計画 フェーズ1（超急性期）1時間以内/3時間以内/24時間以内/72時間以内	フェーズ2（急性期）4日〜7日	フェーズ3（亜急性期）8日〜30日	配置応援事務職員
応急対策業務	入院患者の安全確保対応	各病棟の職員が入院患者の安全確保や避難を行い，必要な治療を行う	A 直ちに	直ちに				
	来院者の安全確保	救急外来患者，見舞客の安全確保対応	A 直ちに	直ちに				
	傷病者等誘導・規制対応	来院する傷病者や帰宅困難者等を適切に誘導するための人員配置を行う	A 直ちに	直ちに				○
	院外傷病者の受け入れ	来院する傷病者を重症度により選別（トリアージ）し，重症の患者から治療にあたるための体制整備を行う	A 直ちに	1時間以内				○
	東京DMATの派遣	東京消防庁からの要請を受けて発災直後から災害発生現場等に救急・災害医療の知識を持つチーム（東京DMAT）を派遣し，傷病者に対し救命処置をする	A 直ちに	24時間以内				
	医療救護班派遣	災害対策本部（福祉保健局）からの派遣要請に対応するため派遣体制を整備	A 直ちに	24時間以内				
	入院患者転・退院調整	重傷者の受入のための病床確保，または被災地外へ避難のために転院等の調整を行う	B 1日から3日以内	3日以内				
	病院の危機管理・応援職員の管理等	災害本部を設置，被害状況の把握，行政関係機関への情報収集・発信活動（広報）・応援職員の管理を行う	A 直ちに	1時間以内				○
	病院職員の安否確認・参集状況把握	緊急時安否確認システムを利用し						

（都立病院共通）

表8 訓練の種類

- テスト（testing）
- 実習（exercise）
    - 机上訓練（tabletop exercise）
    - ゲーム（game）
    - グループ討議（classroom exercise）
    - 機能別模擬訓練（functional exercise）
    - 全体模擬訓練（full-scaled exercise）

回復できる可能性を向上させることである．訓練の種類にはテスト（testing）と実習（exercise）の2つがあり，実習には，机上訓練，ゲーム，機能別模擬訓練，グループ討議，全体の模擬訓練などがある（表8）．訓練での質問は，非常時に割り当てられたBCP活動に対するスタッフの行動を決定するような質問に限る．具体的には「緊急事態が発表された後，最初の会議の場所や代用になる場所はどこですか」「緊急事態対応チームの隊員として，あなたの責任は何ですか」「緊急事態が発表された後，最初の会議の場所へ，誰が

表9 訓練（training）の留意点

- 災害局面に応じる際に，責任がある個人を特定して，訓練すること。全ての人があらゆる機能を実行できるというわけではない
- 非常時の対応を行う人の役割に特化したプログラミングで，能力に基づいたプログラムを確実に訓練する
- 災害局面に対応する個人は，正しく巧みに仕事をするのに必要な知識，技能，能力，および態度を持つ
- トレーニングは緊急事態対応計画における弱点を明らかにするために重要である
- トレーニングは，対応計画の弱点を明らかにするために使われる

[Ronald F：Business continuity planning fundamentals March 28, 2006. Business Development Associations LLCより改変]

報告するべきですか」「その電話番号はどこの番号ですか，すぐに連絡する必要のあるスタッフは誰ですか」「緊急連絡先の相手がその持ち場の机に不在なら，どのようにして連絡をとりますか」「現在の緊急時通報リストのなかで最新のリストはどれですか」などである。訓練における留意点を**表9**にまとめたので参考されたい。

訓練研修スケジュール実例，BCPからBCMへ

訓練の実例として机上訓練とグループ討議と機能別模擬訓練の3者を組み込んだものを紹介する．テーマと基礎知識，プロファイリング，コンフリクトゲームから構成される（**表10**）．災害対策本部の問題点は，上流の停滞が下流に障害をきたすことであり，また想定外の想定への対応には指揮監督者の決断が最も重要であるため（**図13**），訓練対象は病院幹部，すなわち，院長，副院長，看護部・科長，事務局長，庶務・医事課長である．各病院のBCPマニュアルをあらかじめ読み，優先業務などの知識があることを前提とする．

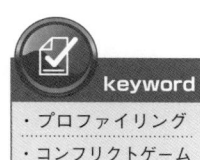

keyword
・プロファイリング
・コンフリクトゲーム

表10　研修の全体スケジュール

時　間	内　容	備　考
14：30	開会の挨拶（5分）	
14：35〜	講義（20分）：テーマ＆基礎的知識	スライド
14：55〜	演習：二次元展開法（40分）	模造紙，付箋
15：35〜	演習：プロファイリング作業（30分）	
16：05〜	休憩（15分）	
16：20〜	演習：プロファイリング解説（30分）	
16：50〜	演習：コンフリクトゲーム（20分）	
17：10〜	総括	
17：30頃	終了目途	

＊対象は病院幹部（院長，副院長，看護部・科長，事務局長，庶務・医事課長）．
＊事前に各病院のBCPマニュアルを読んで，優先業務などの知識は持っていること．

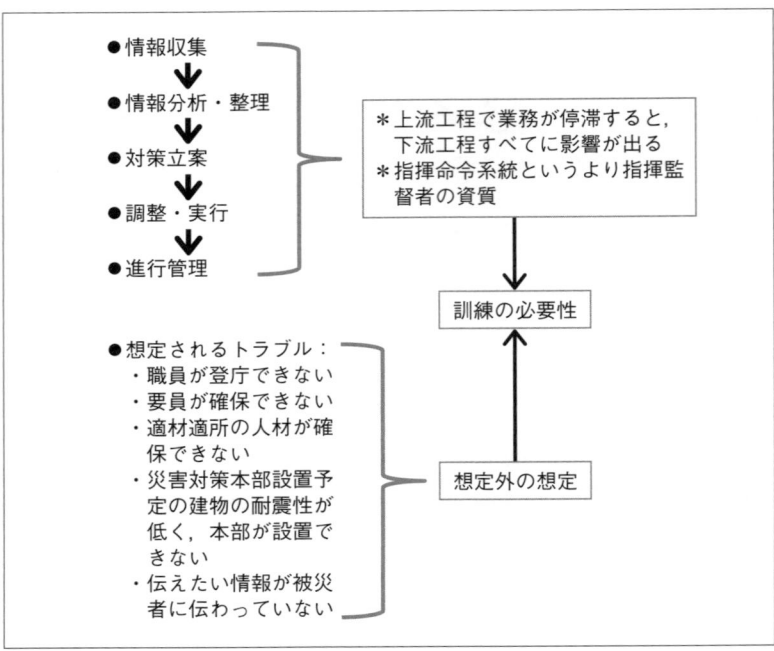

図13 災害において発生する災害対策本部の問題点
[紅谷昇平,平野誠也:過去の災害対応にみる地方公共団体の業務継続体制の重要性 (http://www.murc.jp/thinktank/rc/quarterly/quarterly_detail/201103_137-2.pdf)より]

A. テーマと基礎知識

　BCPの定義,目的,内容を知りつつ,「BCPは計画を作ることではなく,訓練研修することにより組織の災害対応能力の脆弱性を知り危機管理体制を強化する」という研修会のテーマを参加者に再認識してもらうとともに,災害医療の基礎知識も再確認させる。

B. プロファイリング

　平常時から,施設のBIA (business impact analysis) を行っておくことがプロファイリングである。

1. 二次元展開法，多次元展開法

リスク分析には，緊急度・重要度の2軸による二次元展開法（KJ法）が好んで用いられる（図14）。この方法は，さまざまな被害事象への対応の優先順位を緊急度かつ重要度に照らし合わせ，瞬時に視覚的に判断することを可能にする。ホワイトボードに横軸に重要度，縦軸に緊急度をとった二次元の表を作成する。表11のような想定を訓練受講者に与え，二次元展開法に則り，ホワイトボードに付箋紙を添付してもらい，被害想定への対応の優先順位を各参加者と検討する（図15）。

2011年3月11日における都立広尾病院（以下当院）の災害対策本部の様子である。各部者から報告される部署別状況報告書を受付で，被害状況の中で人に関したことは赤の付箋紙に，物に関したことは黄色の付箋紙に，システムその他に関したことは青の付箋紙に書き分け，それらの付箋紙をホワイトボードの二次元表に貼り付けて行く。二次元表に貼り付けられた付箋紙の中から対応の優先順位を決め，対応を指示したものや対応済のものを，処理済として署名と時刻を書いて剥がし，処理済の付箋紙を張るために用意した別ホワイトボードに貼り付けていく。

二次元展開法は事象の緊急度・重要度は判断できても，実際の対応では，

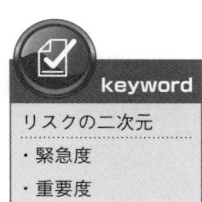

keyword
リスクの二次元
・緊急度
・重要度

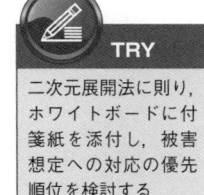

TRY
二次元展開法に則り，ホワイトボードに付箋紙を添付し，被害想定への対応の優先順位を検討する

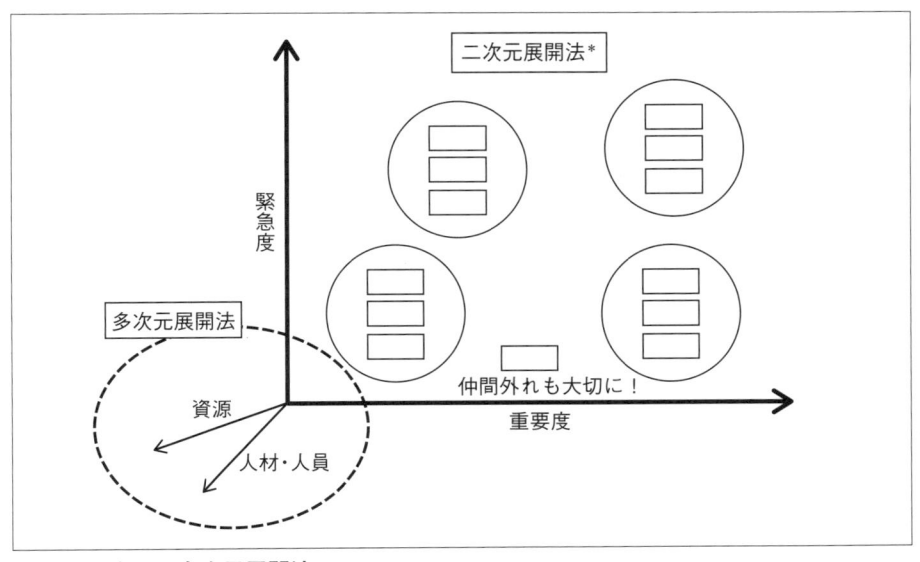

図14　二次元・多次元展開法
 ＊同じような内容のものを集めて『島』を作り，その島に内容を適切に表現できるタイトルをつける。

表11 二次元展開法の訓練：被害想定

診療機材
●機材の内部より煙が出た
●監視用モニタが壁にぶつかり故障した。患者への影響なし
●監視用モニタが床に落下した。破損
●薬品庫横転。床の上に薬品が散乱，破損した。有毒ガス発生なし
●透析器が倒れて故障した
●人工呼吸器の条件がリセットされた
●電子カルテが一部破損した
●レントゲンの機械が一部故障した
建物
●壁に大きな亀裂。患者への影響なし
●天井破損。建材落下。立っている周囲1m散乱
●天井が大きく破損。亀裂より汚水漏れ。立っている周囲1m汚水の水溜り
●窓ガラス破損。周囲1mガラス散乱
●ドア破損。開かない。内部の患者の状況が確認できず
●収容戸棚が開き，収容物落下。周囲1m散乱
●水道設備破損。水溜り
●酸素の配管破損。漏れあり。止まるまで立入禁止
●トイレが詰まり故障
●水道が断水
●病室のドアが開かない
●一部廊下で停電している
●エレベーター停止
●手術室の無影灯が1個落下

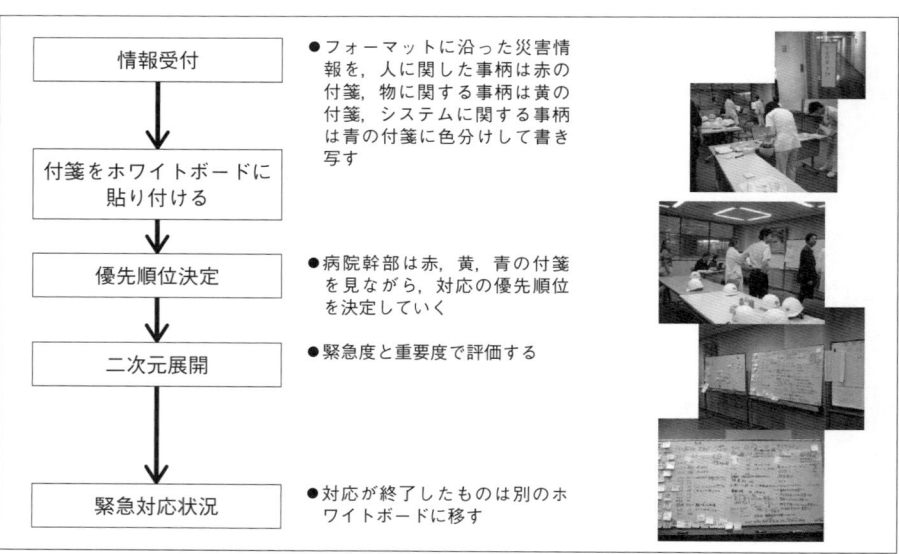

図15 災害対策本部での動き（3月11日15：00）

医療資源や技術・技能などの理由から対応困難な被害事象もある。エレベーターのように，修繕可能であるが要員が不在で完全に動くまで数日から数週間かかる施設整備をcold site facility，自家発電機のように装備されているため数秒から数分で動く施設整備をhot site facility，電子カルテのように資器材はあるが要員や環境設定が作動しておらず回復まで数時間かかる施設整備をwarm site facilityと称している。実際の対応には，この3型の施設整備の回復能力を考慮してリスク分析を行うことが必要であり，緊急度・重要度の軸の他に，医療資源や人員・人材などの軸も含む多次元展開が必要である。

2. BIA（business impact analysis）

病院に対するインパクトには，病院自身の経営や運営に対するインパクト，医療サービスの提供に対するインパクト，病院のスタッフに対するインパクトの3つがある。インパクトの大きさは，そのインパクトによりどれだけ組織やシステムなどが弱体化してしまうかで判断するが，元来病院の持っている脆弱性には施設間の個体差があるため，各施設個々のリスク分析（広義）を行う必要がある。

広義のリスク分析にはハザード分析，リスク分析（狭義），場所の準備，被害の軽減策を考慮する必要がある。リスク分析とハザード分析は必ずしも同じではない。この両者を明確に区別することがBIAには重要である。津波を例にとれば，実際に襲来した津波に対して，防波堤その他が不十分で，町やいろいろな施設を守ることができなかったことと，町が津波に飲みこまれ，多くの人命が失われたことの2つに分けて考える必要がある。前者に関しては，結果的に想定は甘いと言わざるを得ないが，過去の経験と科学的知見に基づいた判断としては不合理なものではない。この考え方がハザード分析であり，防災意識が基本にある。一方，後者に関しては，たとえわずかな可能性だったとしても防波堤が破られる可能性があれば，避難所や避難訓練などに問題があったのではと推測される。これがリスク分析であり，減災意識の基本である。「安心」と「安全」という言葉に置き換えれば，「安全」とは外的な物理的条件であって絶対的なものではなく相対的なものであり，これが意味するものはハザード分析，防災意識である。「安心」とは心理的な反応であり，人の内部の安寧感であり，単に安全の確保によって達成される「恐

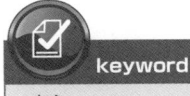

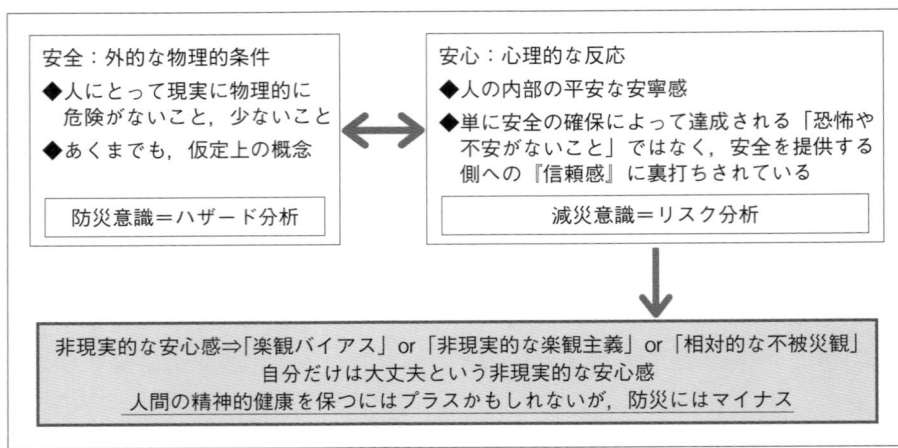

図16 リスクを考える上での『安全と安心』
[仁平義明：防災の心理学—ほんとうの安心とは何か．東信堂，東京，p3-18, 2009：より改変して引用]

怖や不安がないこと」ではなく，安全を提供する側への『信頼感』に裏打ちされているものであり，これがリスク分析，減災意識を意味する（**図16**）。

①ハザード分析

　訓練受講者に，各々の病院のライフラインの被害想定を考える前に，地域防災計画の被害想定を参考に自身の病院の地域の危険度を認識してもらったうえで，地域防災計画に基づいた自分の病院所在地域のハザードマップを作成してもらう。当院の例では，平成24年11月に公表された「首都直下地震等による東京の被害想定—概要版—（http://www.bousai.metro.tokyo.jp/japanese/tmg/pdf/assumption_h24outline.pdf）」から，**図17**のようにハザードマップを作成した。その上で，病院のライフライン，電気，水，上下水道，食糧，通信伝達，医療資器材などのハザード一覧表を作成してもらう（**表12**）。東日本大震災では，直接的な被害の少なかった東京に計画停電が発生したり，工場の損壊による薬剤のサプライチェーンの断続などが起こった。このような間接被害・連鎖的被害の問題に対して，資源の多重化・複線化の必要性も受講者に意識づけすることが重要である。電気で言えば，東京電力だけではなく他の電力会社から電力を供給してもらうことが複線化であり，重油や灯油などの液体燃料に依存する自家発電からガスを利用したコジェネレーション発電が多重化である。電気，都市ガス，水道，燃料，医療ガスについては，病院機能維持には不可欠であるため，詳細な状況把握をしておく

TRY
病院のライフライン，電気，水，上下水道，食糧，通信伝達，医療資器材などのハザード一覧表を作成する

TRY
電気，都市ガス，水道，燃料，医療ガスの詳細な状況を把握する

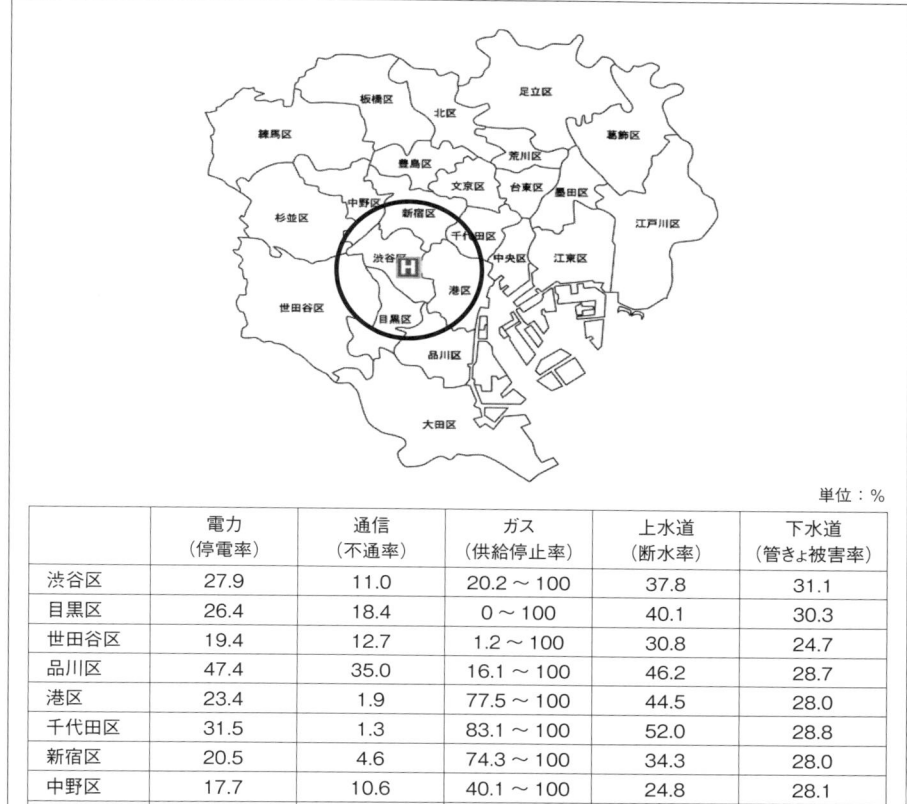

図17 都立広尾病院周辺のライフライン被害
　＊地域のハザードマップを把握して，病院のライフラインの検討をする。

ことが望ましい（**表13**）。
　病院のlogisticsには4つの鍵があり，それらを**表14**に示した。

②リスク分析

　災害時に特に重要な病院の6つの資源は，①指揮命令系統（断続しないこと），②人員（人員と人材の確保），③医療器械などハード面（直接診療に必要なものとそうでないもの），④サプライと装備（サプライチェーンも含める），⑤情報と伝達（正しく伝わるという純粋に工学的な問題ではなく，正しく行動させるという人間工学的課題），⑥搬送（医療連携）である。状況評価だけではなく，需要評価も考慮することがBCPの策定上重要である。需要評価は，単に病床の確保数だけではなく，集中治療用，熱傷用，小児用

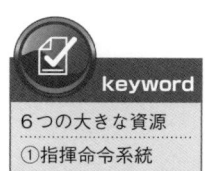

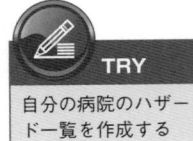
自分の病院のハザード一覧を作成する

表12　各病院のハザード一覧表

		（　　　　）病院
ライフライン	水道	
	電気	
	通信	
	ガス	
人的被害	死者	
	負傷者	
地域危険度	倒壊危険度	
	火災危険度	
	総合危険度	
医療機器使用状況	CT	
	MRI	
	X線撮影装置	
	透析機器	
	一般検査機器	
	血液検査機器	
情報システム稼働状況	医事会計オーダリング	
	診療券発行機	
	待合表示	
	診療録・電子カルテ	
	内視鏡	
	放射線科業務	
	栄養管理	
	生理検査	
	薬剤調剤	

＊これらのハザードに対して多重化・複線化，直接被害・間接被害などを考えておくのがリスク分析。

など用途も含めた考慮が必要である．計画停電，交通渋滞，サプライチェーンの寸断などの連鎖的被害に対し，病院のライフラインに関しても対応の複線化・多重化が急がれる．具体的には，液体燃料による自家発電だけではなく，ガスコジェネレーションシステムの導入，飲料水・雑用水の使用比率を考慮した水の備蓄および浄水器の導入，ゴミ問題や配膳などを考慮した食料備蓄体制，医療ガスの充填日を明示した上での備蓄，家族や面会人などの帰宅難民対策，カルテなどの散乱による情報の漏えいや守秘義務，交通網の脆弱化に対する寮の確保などである．

表13 病院のライフライン・ハザード一覧表

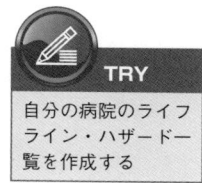
TRY
自分の病院のライフライン・ハザード一覧を作成する

種別	項目	サブ項目	記入欄	単位
電気	【商用電力】			
	受電方式			
	受電電圧			KV
	契約電力			KW
	昨年の最大需要電力（8月が有力）			KW
	昨年の最大需要電力を記録した日時			月　日　時
	【非常発電機】			
	非常用発電機の台数と容量は？			台
				KVA
	非常用発電機の設置場所は？			
	河川等の氾濫時に浸水の可能性は高いか？			
	【無停電電源装置】			
	無停電電源装置（CVCF）の台数と容量は？			台
				KVA
都市ガス	ガスの種類			
	中圧使用の場合，使用用途は？			
水道	取引メーター口径（直径）			mm
	水槽容量（有効容量）合計	受水槽：飲料水槽		㎥
		受水槽：雑用水槽		㎥
		高置：飲料水槽		㎥
		高置：雑用水槽		㎥
	昨年の最大使用月の使用量	飲料水		㎥
		雑用水		㎥
	工業用水（汚水再生水等）を使用しているか？		使用・不使用	
	飲料外の水を飲料水にするろ過設備の有無は？		有・無	
	有の場合は，処理能力（L/時）は？			(L/時)
燃料	【非常用発電機】			
	燃料の種類は？			
	主タンク容量（有効容量）			L
	実家発電を行ったことがあるか？		有・無	
	上記で「はい」の場合，何分間運転したか？			分間
	上記で「はい」の場合，燃料使用量は？			L
	設計上の燃費は？			KW/L
	【ボイラー】			
	主燃料の種類は？			
	補助燃料の種類は？			
	補助燃料の主タンク容量			
	【ガス吸収式冷温水機】			
	補助燃料の種類は？			
医療ガス	【酸素】			
	液体酸素タンク（CEタンク）の容量は？			トン
	昨年の1ヵ月平均使用量は？			㎥
	予備酸素ボンベの備蓄量は？	ボンベ何L，何本？	L	本
	定期充填日は？			
	【空気】			
	空気圧縮機の製造年			年
	保守点検委託会社名			
	【吸引】			
	吸引装置の製造年			年
	保守点検委託会社名			
	【笑気】			
	笑気ガスの最大備蓄量は？	ボンベ何L，何本？	L	本

表14 Logisticsの4つの鍵

①病院の所在地
　施設の受ける衝撃に対する地理的危機と自然，テロ，他の災害による孤立化
②地域における病院の役割
　外傷センター，小児病院
③納入業者や予測されるサプライチェーンの脆弱性
④設備の目標と資源

＊医療資源が欠乏する事案に対するLogisticsの計画は，上記の項目に留意して作ること．

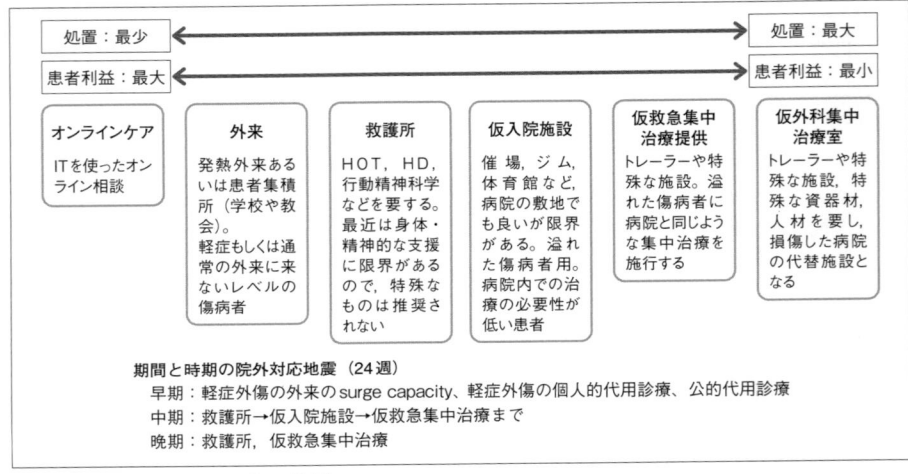

図18　医療を提供する代用施設
[Dan Hanfling, Bruce M. Altevogt, Kristin Viswanathan, et al：Out-of-hospital and alternate care system. Crisis standards of care. The National Academies Press, Washington DC, 2012：5-1-5-21 より改変]

③場所の準備

　トリアージ，治療用テントも含めた傷病者の動線や治療区域の設定など医療的側面のみではなく，セキュリティや病院の安全のためにも場所の準備は事前から設定しておく必要がある．救急外来では，傷病者対応のみではなく，遺体の安置や身元確認への対応も忘れてはならない．傷病者対応のためには，可能な限り多くの患者を救急部門から帰宅あるいは退院させる必要があるが，あらかじめ帰宅や退院の基準を設定しておかないと現場での混乱が予想される．

　病院施設が損壊し，その場所での医療の展開が困難になった場合に，病院以外に医療を提供できる代用施設を考えておくことも必要である（**図18**）．オンラインを使用した相談からトレーラーを改良した集中治療室まで，状況に応じて対応可能なように準備はしておく．

④災害の軽減策

災害サイクルで言えば，予防・準備のサイクルにおいて，職員寮の確保，職員へのワクチン接種，自家発電装置の水没防止のための屋上移転，セキュリティ対策，異種他業種の連携，病病・病診連携などが考えられる．

3. Surge Capacity

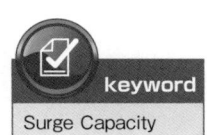

surge capacityの定義はいろいろあるが，一言で言えば著しく増加した医療需要に対応していくこと，すなわち「災害時に一体何人の傷病者を受入れられるか（medical surge）」を意味する言葉である．著しく増加した傷病者を加療する能力（surge capacity）と特殊な，あるいは，専門的な治療や評価を必要とする傷病者に対応する能力（surge capability）の2つの側面をmedical surgeは持っている．構成要素は，staff（人員），stuff（supply）（モニター，除細動器，人工呼吸器，ベッド，消耗品などの資器材），structure（space）（医療施設，健康センター，公共施設など傷病者収容施設），system（救急医療体制，在宅診療体制，診療所，ボランティア）の4つからなり（図19），頭文字をとって，4Sと称される．4Sに関して，「structure」は，医療

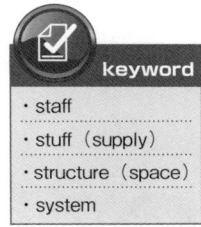

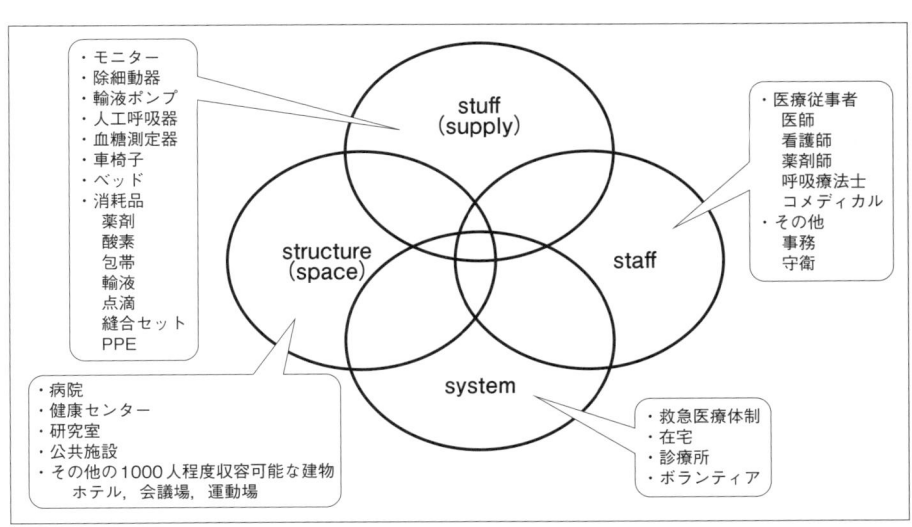

図19 Surge Capacityの4S
　　［Adams LM：Exploring the concept of surge capacity. The online Journal of Issues in Nursing, 2009（http://www.nursingworld.org/MainMenuCategories/ANAMarketplace/ANAPeriodicals/OJIN/TableofContents/Vol142009/No2May09/Articles-Previous-Topics/Surge-Capacity.html）より改変］

表15 Surge Capacity構成要素

system	space	staff	supply
計画 公共のインフラ 　●政府 　●非公式の連携 公衆衛生 ICS 　●全体 　●病院 地域連携 　●他の組織 　●健康関連組織 通信伝達と情報 供給の鎖の分布 EMS/初期対応 行動継続 サイバーの安全	施設 　●医療施設 　●備蓄 　●研究室 　●霊安室 　●寮 質 　●規模 　●能力	人員 能力・技術セット 体力 精神力	生物学的資器材 人工呼吸器 PPE 標準サプライ 食料・水 ※Structureとして の病院は存続する ためsupplies

＊surge capacityの4Sの何れかが不十分になった時＝個人への最良から全体の最良に焦点を変える時期。4Sが十分になれば，通常体制に移行する。
［Kelen GD：Science of Surge Medical Response Capability（http://www.orau.gov/DHSSummit/2008/presentations/Mar19/Kelen.pdf）より改変して引用］

TRY
発災後の参集人員を予測する

表16　発災後の職員来院数予測

	1時間以内 (〜2km)	3時間以内 (〜6km)	24時間以内 (〜20km)	72時間以内 (20km〜)
医師居住地（　名）	名	名	名	名
看護師居住地（　名）	名	名	名	名
放射線科居住地（　名）	名	名	名	名
薬剤師居住地（　名）	名	名	名	名
検査技師居住地（　名）	名	名	名	名
臨床工学士居住地（　名）	名	名	名	名
リハ科居住地（　名）	名	名	名	名
栄養科居住地（　名）	名	名	名	名
事務職居住地（　名）	名	名	名	名
歯科口腔外科医師居住地（　名）	名	名	名	名

を保持できる「space」があれば構造物にはこだわらず，また，stuffは「supply」に相当するため具体的には表15のように，その時点の各Sの状況を把握し，一覧表にまとめ診療対応能力を検討していく。surge capacityの4Sのいずれかが不十分になった時が災害対応，すなわち，「個人個人への最良から全体の最良」に焦点を変える時期であり，4Sが十分になれば，通常体制に移行していくことが可能である。

受講者には4Sのstaff，すなわち，施設の参集人員に関しては**表16**のように，登院時間と人数を把握してもらう．作成後，実際に登院できる人数であるのか，を再考し，登院時間・距離などから参集体制を再構築した上でcall back policyを持たせ，適材適所の要員の確保に努め，医療継続を図ることが必要である．

4．初動体制とBCP

発災時に緊急対応計画（emergency response plan：ERP）に相当する災害対応マニュアルに沿って初動体制が実践される．この初動体制から，BCPを決断し，最低1ヵ月のタイムラインに沿って，超急性期（発災から72時間），急性期（4〜7日），亜急性期（8日〜1ヵ月），慢性期予防（1ヵ月以降）と継続的に医療が行われる．初動体制（ERP），BCPとは連続継続したものであるため，受講者の病院の初動体制マニュアルを組み込んでBCPを策定するように強調する．また，民間企業においても病院においても同様であるが，BCPには地域の連携の中で，人材，施設，技術の各歯車をうまくかみ合わせるように運営することが基本である（**図20**）．

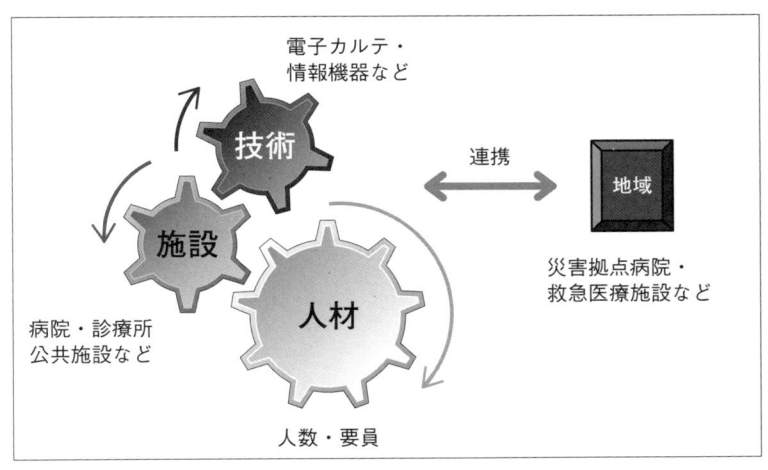

図20　BCPと連携
＊タイムラインによる連携の在り方の推移も大事．
＊一貫性，継続性，代替性を考えれば，地域の連携は不可欠．

［Gaston B：Fundamentals of business continuity planning, March 31, 2010 (http://www.datatrans.org/presentations/100331-2_BDA_DATA_GW_Presentation.pdf) より改変］

5. 被害想定

BCP策定の実際のプロセスは，被害想定⇒医療受益者の認識（災害時の医療提供の特徴，すなわち「個人に最良の医療」から「最大多数に最良を」へ変化する基本概念への市民の理解啓発）⇒タイムラインの設定（超急性期・急性期・亜急性期・慢性期）⇒重要業務の中での優先対象業務の選定（影響度・脆弱性分析）⇒経営・運営資源の分析と調達の順に進められる。医学的対応の継時的な推移を明確にした上で，医療需要と医療資源を考える必要がある。医療資源の計画準備には，ある程度の医療需要の想定が必要で，災害により発生する新たな傷病者の数，疾病内訳を予測する必要があり，受講者にはその方法を学んでもらう。東京都における傷病者数の予測には，前述した「首都直下地震等による東京の被害想定―概要版―」の被害想定結果が参考になる。

①傷病者来院予測圏域

傷病者の来院のパターンには，従来の報告からthe dual wave effect（二重波効果：時間推移による傷病者来院のパターン）とthe geographic effect（地理的効果）がある。二重派効果とは，まず，15～30分の間に歩行可能な者や軽症傷病者が波のように来院し，その後30～60分の間に重症者，中等症者の来院の波がくることを意味している。地理的効果とは「傷病者は最も近い医療施設を受診する」ことを意味し，この両者に大渋滞など交通事情を考えれば，災害後早期の傷病者来院圏域は徒歩60分圏内と想定するのが妥当と考えられる。「不動産の表示に関する公正競争規約施行規則」第5章 表示基準第10条「物件の内容・取引条件等に係る表示基準」で示される徒歩による所要時間［道路距離80mにつき1分間を要する（時速4.8km）］を適用すれば，徒歩60分圏内とは，約5kmと考えてよい。当院を例にとり，「東京湾北部地震M7.3（冬の夕方18時，風速8m/秒）」において来院圏域を予測すると，徒歩1時間圏域内とされる5kmの同心円内に含まれる区（渋谷区，目黒区，世田谷区，港区，品川区，千代田区，新宿区，中野区，杉並区）から傷病者が搬送されると想定できる（図21）。

---

keyword
「個人に最良の医療」から「最大多数に最良を」

keyword
・被害想定
・医療受益者の認識
・タイムラインの設定
・優先対象業務の選定
・経営・運営資源の分析と調達

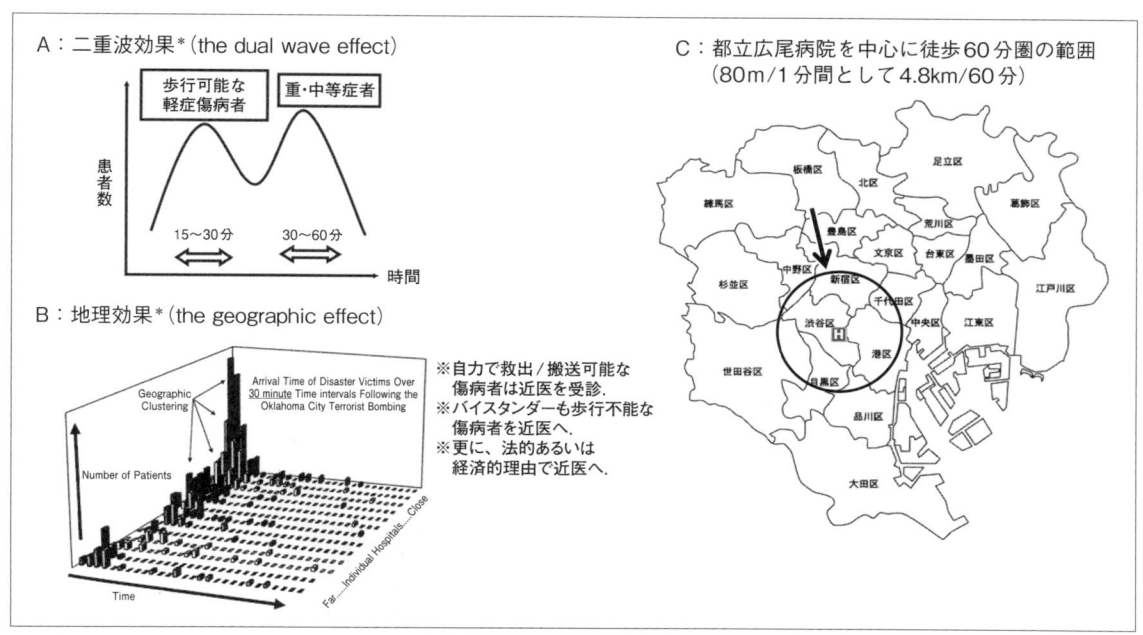

図21 傷病者来院予測圏域（地域防災計画から傷病者数を予測）
[＊Hogan DE et al：Basic physics of disaster. Disaster Medicine. Philadelphia. 2002：p3-9 より改変]

② 来院傷病者数の予測

　病院周囲半径5kmの傷病者の発生を「首都直下地震等による東京の被害想定―概要版―」を用いて推測する。例えば，当院周辺地域の予測傷病者数は，57,213名（内，重症者8,663名）である（表17）。

　一つの方法論として，重症者は来院予測圏域内の災害拠点病院に，中等・軽症者は圏域内の指定二次救急医療機関に搬送されると仮定する。当院の周辺地域には災害拠点病院が22ヵ所存在するので，もし全ての重症者が災害拠点病院に均等に搬送されると考えれば，当院には重症者が394名（8,663名÷22）搬送される（表18）。また，この地域には二次救急医療機関62施設，救急医療機関が77施設あり，重症以外の傷病者48,550名（57,213名－8,663名）に関して，全てが二次救急医療機関に均等に搬送されると仮定すると当院への傷病者は783名（48,550名÷62），全てが救急医療機関に均等に搬送されると仮定すると当院への傷病者は631名（48,550名÷77）が搬送される（表18）。しかし，災害時にすべての医療施設が通常通りに運営しているとは考えにくく，また，被害想定結果の傷病者予測には，交通事故関係の傷病者の予測は含まれていないため，推測した数値は最低値と考えるのが妥当である。

表17 都立広尾病院周辺の人的被害予測

都立広尾病院周囲半径5km圏内			渋谷区	目黒区	世田谷区	品川区	港区	千代田区	新宿区	中野区	杉並区	計
想定地震	震源		東京湾									
	規模		M7.3									
	震源の深さ		約30〜50km									
	時期・時刻		冬の夕方18時									
	風速		8m/秒									
人的被害	死者数	計	253	332	655	779	200	273	293	214	556	3,555
	負傷者数（下段：うち重傷者）	計	5,006	3,195	7,449	8,016	9,127	10,364	6,792	2,415	4,849	57,213
		（上記のうち重傷者）	690	576	1,366	1,376	1,162	1,355	887	356	895	8,663
		ゆれ液状化による建物被害	4,444	2,041	4,637	5,642	9,008	10,333	6,479	1,786	2,701	47,071
		（上記のうち重傷者）	522	240	489	1,376	1,121	1,347	794	175	269	6,333
		屋内収容物の移動・転倒	265	129	321	270	524	525	372	64	197	2,667
		（上記のうち重傷者）	58	28	70	59	114	114	81	15	43	582
		急傾斜地崩壊	2	2	4	6	16	1	9	2	0	42
		（上記のうち重傷者）	1	1	2	3	8	1	5	1	0	22
		火災	417	1,016	1,857	2,337	53	20	258	576	1,869	8,403
		（上記のうち重傷者）	117	283	518	652	15	6	72	161	522	2,346
		ブロック塀	126	131	899	28	42	2	41	48	265	1,582
		（上記のうち重傷者）	49	51	518	11	16	1	16	19	104	785
		落下物	17	6	52	3	8	9	5	3	13	116
		（上記のうち重傷者）	2	1	6	0	1	1	1	0	1	13
		交通被害	-	-	-	-	-	-	-	-	-	-
		（上記のうち重傷者）	-	-	-	-	-	-	-	-	-	-

（小数点以下は四捨五入）

③来院重症者の外因傷病内訳

　首都直下型地震を想定した傷病者の外因内訳を予測する場合，津波被害の大きかった今回の東日本大震災よりも，1995年の阪神淡路大震災のデータが参考になる．阪神淡路大震災の患者調査では把握できた入院患者6,107名のうち，外因傷病者が2,718人であった．これらの外因患者の実態から外因傷病の内訳の比率を用い，予測重症者数の内訳を推測することが可能になる．さらに，各診療科の配置割合も含めた需要度が具体的になるとともに，傷病構造別にみた集中治療を要した症例の内訳の割合からは，クラッシュ症候群と他の外因の集中治療施行傷病者数を推測できる．当院では，クラッシュ症候群54名中38名，他の外因340名中44名が集中治療の対象になることが予測され（**表19**），このことから集中治療用のベッド，人工呼吸器，透析器な

表18　都立広尾病院の傷病者来院数予測

区	死亡者数	傷病者数	重症者数	災害拠点病院	二次救急医療機関数	救急医療機関数
渋谷区	253	5,006	690	2	7	8
目黒区	332	3,195	576	1	9	10
世田谷区	655	7,449	1,366	3	11	15
品川区	779	8,016	1,376	2	4	5
港区	200	9,127	1,162	3	5	8
千代田区	273	10,364	1,355	1	4	4
新宿区	293	6,792	887	6	10	12
中野区	214	2,415	356	3	5	7
杉並区	556	4,849	895	1	7	8
計	3,555	57,213	8,663	22	62	77

重症者8,663名	
災害拠点病院へ搬送されると予測	8,663÷22≒394
傷病者数から重症者を差し引いた中等・軽症者48,550名（57,213−8,663）	
中等・軽症者が全救急医療機関へ搬送されると予想	48,550÷77≒631
中等・軽症者が全二次救急医療機関へ搬送されると予想	48,550÷62≒783

どの必要数が予測される。

　このような方法にて，受講者に自身の病院の受入傷病者ならびに外因傷病の内訳予測（表20）を作成してもらう。

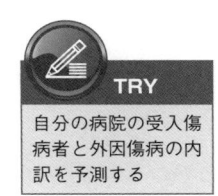

> **TRY**
> 自分の病院の受入傷病者と外因傷病の内訳を予測する

表19 来院重症者外因内訳予測

重傷者：394名		
クラッシュ症候群：54名		
頭部外傷：42名	頭蓋内損傷（＋）：8名	脳挫傷：2名
		外傷性くも膜下出血：1名
		外傷性脳内血腫：0名
		硬膜下血腫：1名
		硬膜外血腫：0名
	頭蓋内損傷（−）：37名	頭蓋骨・顔面骨骨折：4名
		眼外傷：4名
		頭部・顔面軟部組織損傷：28名
胸部外傷：22名	胸腔内出血（＋）：9名	肺挫傷：1名
		外傷性気胸：1名
		血胸：7名
		心挫傷：0名
		胸部大血管損傷：0名
		横隔膜損傷：0名
	胸腔内出血（−）：13名	肋骨骨折：12名
		胸骨骨折：0名
		胸部軟部組織損傷：0名
		その他：0名
腹部・体幹外傷：41名	腹腔内出血（＋）：5名	実質臓器損傷：4名
		管腔臓器損傷：1名
	腹腔内出血（−）：36名	腹部・体幹軟部組織損傷：36名
骨盤・後腹膜外傷：46名		骨盤骨折：44名
		腎損傷：1名
		膀胱損傷：0名
		その他の後腹膜損傷：1名
四肢外傷：107名	上肢：33名	上肢の骨折・脱臼：22名
		上肢の神経損傷：3名
		上肢の軟部組織損傷：9名
	下肢：74名	下肢の骨折・脱臼：46名
		下肢の神経損傷：3名
		下肢の軟部組織損傷：24名
脊柱外傷：54名	脊髄損傷（＋）：4名	頸髄損傷：1名
		胸髄損傷：2名
		腰髄損傷：1名
	脊髄損傷（−）：50名	頸椎骨折：2名
		胸椎骨折：15名
		腰椎骨折：31名
		その他の脊椎損傷：2名
熱傷：6名		10％以下の熱傷：3名
		10〜20％の熱傷：1名
		20〜30％の熱傷：1名
		30以上のの熱傷：1名
その他：22名		中毒：2名
		外傷性窒息：1名
		溺水：0名
		電撃症：0名
		部位不明の軟部組織損傷：2名
		詳細不明の外傷：16名

①阪神淡路大震災で入院した6,107例中，集中治療を有した割合

	頻度（％）
クラッシュ症候群	70.4
他の外因	12.8
疾病	9.5
計	14.5

↓

②この割合を都立広尾病院の予測重傷者数にあてはめ，集中治療施行傷病者数を予測する

	頻度（％）
クラッシュ症候群	38
他の外因	44

↓

③この数から，集中治療室のベッド数・人工呼吸器数・透析器数・スタッフ数などを必要数を予測して準備する

表20　受入傷病者数，外因内訳予測

[外因内訳予測例]

クラッシュ症候群：13.7%	
頭部外傷：10.6%	頭蓋内損傷（+）：12.9%
	頭蓋内損傷（-）：87.1%
胸部外傷：5.5%	胸腔内出血（+）：41.7%
	胸腔内出血（-）：58.3%
腹部・体幹外傷：10.4%	腹腔内出血（+）：12.5%
	腹腔内出血（-）：87.5%
骨盤・後腹膜外傷：11.6%	
四肢外傷：27.2%	上肢：30.8%
	下肢：69.2%
脊柱外傷：13.8%	脊髄損傷（+）：7.7%
	脊髄損傷（-）：92.3%
熱傷：1.6%	
その他：5.6%	

[受入傷病者数予測表]

区	死亡者数	傷病者数	重症者数	災害拠点病院	二次救急医療機関数	救急医療機関数
計						

④ 医療受益者の認識，タイムラインの設定

　医療需要の推移を考慮した上での，傷病者の来院時期や来院パターンはBCP策定上重要である。傷病者の来院に関しては，傷病構造別にみた入院患者数の変化から約75％の外因患者が初期3日間に集中し（図22），それ以降は疾病患者が震災後15日間で均一に増加していくとの報告や，病院では初日が最も多く，診療所では経日的に漸増していく傾向があること，避難所での医療は震災後2週間目がピークとなるとの報告がある。

　職員を守る，病院を守る，の2点が確立されたのちに，医療の継続を図る，医療の復旧を遂げるために従来の初動体制マニュアルとの整合性を図り策定していく。ERPとBCPは，経時的な医療需要の推移に合わせて，多次元的な展開をイメージしていく。発災前には計画立案（地域防災計画の熟知，ライフラインの整備，安否情報システムの構築など）。発災直後には，災害の認識・通知，初期制御と安全確保。超急性期・急性期には，surge capacity（医療資源，有効なベッド数，人的資源，など），コミュニケーション（救助隊・救急隊と病院のコミュニケーション），多数の傷病者対応（遺体安置所，傷病者予測など），亜急性期・慢性期には専門的かつ公共の教育，健康アドヴァイス，病院・公衆衛生機関とのコミュニケーション，というように，医学的需要は経時的に推移していく（図23）。時期による医療需要の推移に医学的対応を適合させていくことはBCP策定の基本であり，タイムラインの設定は重要である。

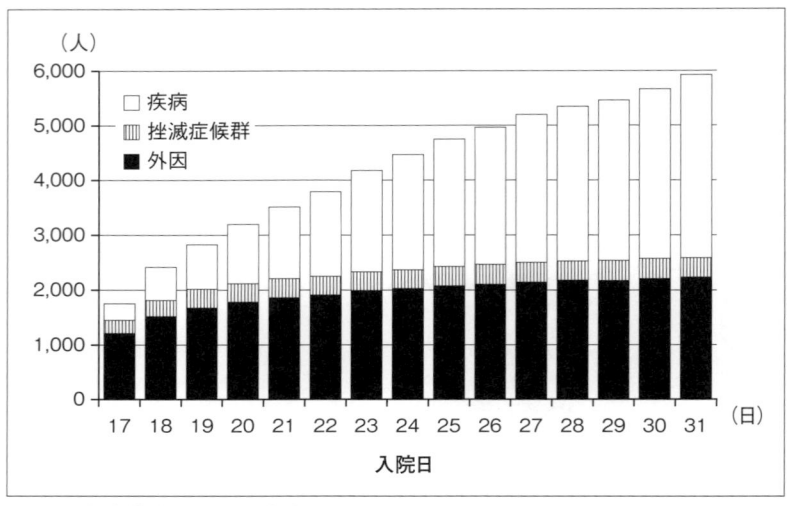

図22　傷病構造の経日的変化

＊震災当日に約3割が入院しており，その大半が被災地内病院であった．入院患者数の推移では，震災後3日間で全体の54％が入院し，約75％の外因患者が初期3日間に集中している．

［平成7年度厚生科学研究費補助金健康政策調査研究事業「阪神・淡路大震災に係る初期救急医療実態調査班」：阪神・淡路大震災に係る初期救急医療実態調査班研究報告書Ⅲ-1. 患者の概要. p17-26, 1996より］

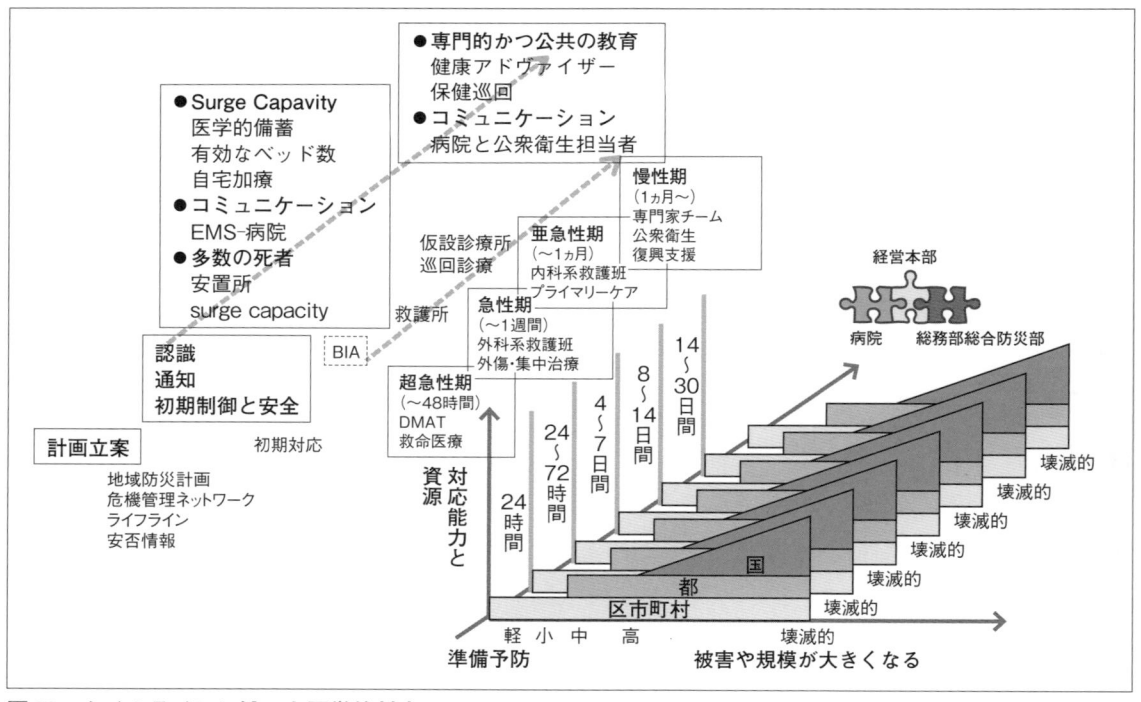

図23　タイムラインに沿った医学的対応

表21　阪神淡路大震災における疾病患者（3,389名）の発生場所

	避難所	自宅	入院中	その他	不明
計	24.7	45.9	13.3	5.1	11.0
肺炎	45.1	36.0	4.5	5.5	8.9
虚血性心疾患	23.6	47.2	10.6	6.8	11.8
心不全	40.6	39.6	6.8	4.8	8.2
消化性潰瘍	30.8	45.9	8.3	8.3	6.8
脳血管障害	19.9	47.4	17.9	4.1	10.7
喘息	40.2	38.5	7.5	5.2	8.6
脱水	45.5	37.4	2.0	4.5	10.6
慢性腎不全	8.0	40.7	22.2	1.2	27.8
悪性腫瘍	8.0	32.2	44.6	2.2	13.0

＊約1/4は避難所で発症。
＊内因性疾患の対応は恐らく急性期以降が主であろうと推測。
＊兵庫医大の報告では，①避難所での医療は震災後2週間目がピーク，②病院では初日が最も多く，診療所では日にちと共に漸増していく傾向がある（直後は病院に集中しその後は近隣の診療所を訪れる）[23]。

表22　阪神淡路大震災／疾病の内訳

	数	％
呼吸器疾患	1,259	32.2
循環器疾患	509	13.0
消化器疾患	399	10.2
中枢神経疾患	292	7.5
泌尿器科疾患	238	6.1
産婦人科疾患	369	9.5
代謝内分泌疾患	305	7.8
整形外科疾患	26	0.7
小児科疾患	28	0.7
血液疾患	26	0.7
耳鼻科疾患	31	0.8
眼科疾患	12	0.3
精神科疾患	62	1.6
膠原病	10	0.3
その他の感染症	62	1.6
悪性腫瘍	276	7.1

＊疾病による入院患者は3,389例，延べ3,904疾患に罹患していた。

［平成7年度厚生科学研究費補助金健康政策調査研究事業「阪神・淡路大震災に係る初期救急医療実態調査班」：阪神・淡路大震災に係る初期救急医療実態調査研究所：疾病患者の実態．p38-61, 1996より］

表23　BCP 一覧表例

フェーズ			フェーズ1(超急性期) 1〜72時間 DMAT, 救命医療 救命救急				フェーズ2(急性期) 〜7日 外科系救護班, 外傷, 集中治療 主に外因性疾患	フェーズ3(亜急性期) 〜30日 内科系救護班, プライマリーケア 主に内因性疾患	(慢性期) 30日〜 専門家チーム, 精神ケア, 公衆衛生 慢性期・専門医療
			1時間以内	3時間以内	24時間以内	72時間以内(20km〜)			
院内業務 1日当たり: 延入院患者数, 延外来患者数, 病床利用率, 平均在院日数, 新入院数, 退院数, 紹介患者数, 救急入院数, 救急外来数, 救急車来院入院数, 救急車来院外来数	通常業務の対応	入院患者対応 新入院患者対応 外来患者対応 救急患者対応							
	災害拠点病院としての対応:受入傷病者予想:重傷者, それ以外	外因傷病者受入れ 他病院からの転院 後方搬送				外因患者の75%:242名は3日以内に入院			
院外業務	都内	東京DMAT 医療救護班						避難所での医療は震災後2週間目がピーク。感染等呼吸器疾患:68%, 熱傷・外傷:15%, 胃腸疾患:6%, 高血圧・心疾患:4%, その他:8%	避難所の医療を地元に委ねる
	都外	医療救護班							
人員	医師	医師居住地(　名)	当直人数						
	看護師		救外,病棟勤務者						
	コメディカル	放射線科 当直帯1日平均: 一般撮影数, ポータブル数, CT—MRI—血管撮影数, 心カテ数	当直人数						

(つづき)

フェーズ			フェーズ1(超急性期)	フェーズ2(急性期)	フェーズ3(亜急性期)	(慢性期)
(人員)	(コメディカル)	放射線科居住地				
		薬剤科 当直帯1日平均: 院内処方箋数(入院,外来), 薬品出庫数, 麻薬注射出庫数, 医薬品情報数	当直人数			
		薬剤師居住地				
		検査科 当直帯1日平均: 一般検査数, 血液検査数, 生化学検査数 輸血試行数微生物検査数	当直人数			
		検査技師居住区				
		臨床工学士				
		臨床工学士居住区				
		リハ科				
		リハ科居住地				
		栄養科 1日平均: 合計食数, 特別食数, 経管栄養数				
		栄養科居住地				
	事務職	事務職居住地				
	歯科口腔外科医師	歯科口腔外科医師居住地				
	歯科衛生士	歯科衛生士居住地				
資源 (サプライ&装備)	備蓄					
	サプライチェーン					
医療機器	人工呼吸器	総数(平均稼働数:/1台)				
	透析機器 (HD, CHDF)	総数(平均稼働数:/1台)				
	CT	台				
	MRI	台				
	一般撮影	台				
	ポータブル	台				
情報	院内	電話				
		無線				
		災害時有線電話				
		電子カルテ				
		LAN				
	院外	TAIMS				
		LAN				
		EMIS				
		衛星通信				

災害による精神的被害に関しては，SAMHSA（The Substance Abuse and Mental Health Services Administration's：http://www.samhsa.gov/dtac/proguide.asp）では，早期の対応プログラムの期間を60日までとしているが，一般的な災害対応では，各時期の需要に医学的対応を合わせながら，超急性期，急性期，亜急性期，慢性期に分けることで十分と考えられる。

a. 超急性期：災害現場からの救出救助，救命医療が優先し，災害現場派遣チーム（Disaster Medical Assistance Team：DMAT）はこの時期に最も活躍が期待される。この時期の医療不在の時間短縮が生存予後を高めていく。阪神淡路大震災の報告では，発災2日目以降も救急患者の受け入れは続くが，発災当日に比べて激減し，この時期からは診療機能の低下した診療機関からの転院も発生した。

b. 急性期：外傷や集中治療が主になり，外科系の医療救護班が望まれる時期である。

超急性期・急性期には特に傷病者予測やsurge capacityが言及される。

c. 亜急性期：プライマリーケアを中心とし，内科系救護班が主体となる時期である。2週間以降は医療機関も漸次機能を回復していくため，次第に従来の集中医療室の体制に戻っていく時期でもある。阪神淡路大震災の報告では，疾病の発生場所の約1/4は避難所，約1/2は自宅であり，肺炎，心不全，喘息は震災1週間後にピークを認めた（表21）。呼吸器疾患，循環器疾患，消化器疾患の順であり，この3者で約55%を占めた（表22）。

d. 慢性期：専門家，精神的ケア，公衆衛生などが必要とされ，本格的な復興支援が開始される時期である。

受講者には来院傷病者や疾病内訳，時系列の医療対応，タイムラインを考慮し，通常業務，新たな業務を参集人員や人材に分けて，全体的なBCP一覧表を作成してもらう（表23）。一覧表の一部，診療にかかわる部分の例を示す（表24）。

阪神淡路大震災での来院形態は私的搬送手段（自力，担架，自家用車）が全体の41%を占め（図24），入院における重症の割合は発災当日28.6%と最も多く，3日目までに46.1%が入院した（図25）。

TRY
来院傷病者や疾病内訳，時系列の医療対応，タイムラインを考慮し，通常業務，新たな業務を参集人員や人材に分けて，全体的なBCP一覧表を作成する

⑤対象業務の選定，運営資源の分析と調達

資源制約の中での重要・優先業務の選定には，発災時の通常業務の質・量

表24 通常業務／災害拠点病院業務（広尾病院）

		通常業務等	災害時傷病者予測数	災害時対応
院内業務		院内通常業務の継続は可能か？ 8月の1ヵ月累計（1日当たり） 延入院患者数：352.4名 延外来患者数：743.9名 病床利用率：74.0% 平均在院日数：12.3日 新入院数：28.8名 退院数：28.8名 紹介患者数：24.6名 救急入院数：11.9名 救急外来数：50.2名 救急車来院入院数：55.6名 救急車来院外来数：10.6名	災害拠点病としての対応： 受入傷病者予想： 重症者（8,663名÷災害拠点病院22）：394名、それ以外（448,550名÷二次救急医療機関62）7,783名 診療継続が可能であれば傷病者数予測/医療資源の把握	入院患者対応：352名 新入院患者（28.7名）91.5%：26人は内因 外来患者対応：0名 救急患者対応：62名/1日 外因傷病者受入れ：394名 　頭部外傷：42名 　　頭蓋内損傷（+）：8名 　　頭蓋内損傷（-）：37名 　胸部外傷：22名 　　胸腔内出血（+）：9名 　　胸腔内出血（-）：13名 　腹部・体幹外傷：41名 　　腹腔内出血（+）：5名 　　腹腔内出血（-）：36名 　骨盤後腹膜外傷：46名 　四肢外傷：107名 　　上肢：33名 　　下肢：74名 　脊柱外傷：54名 　　脊髄損傷（+）：4名 　　脊髄損傷（-）：50名 　熱傷：6名 　その他：22名 　クラッシュ：54名 他病院からの転院 後方搬送
院外業務	都内			東京DMAT
	都外			医療救護班

の把握が前提となる。発災時刻が準夜帯であれば、日勤帯に比較し貧弱な人員要員、検査システムなどでの救急業務や通常の管理業務を施行している状況下で、災害対応を迫られる。診療継続、あるいは、断念、災害による傷病者の診療の可否などを決定した上で、そのために必要な業務を選択することが要求される。また、備蓄しておいた資源の質・量の確認はもちろん、補給・調達も考える必要がある。今回の東日本大震災では、東北地方に生産拠点、物流拠点がある医療物資のサプライチェーンの寸断がみられた。医療経済学的な効率性の追求、すなわち、院内の各診療科別に異なる複数の同種採用品目がある場合、標準化し、医療安全の確保を図ると共に材料費の削減を図る手法が大震災時に裏目に出たと考えられる。この経験から、サプライチェー

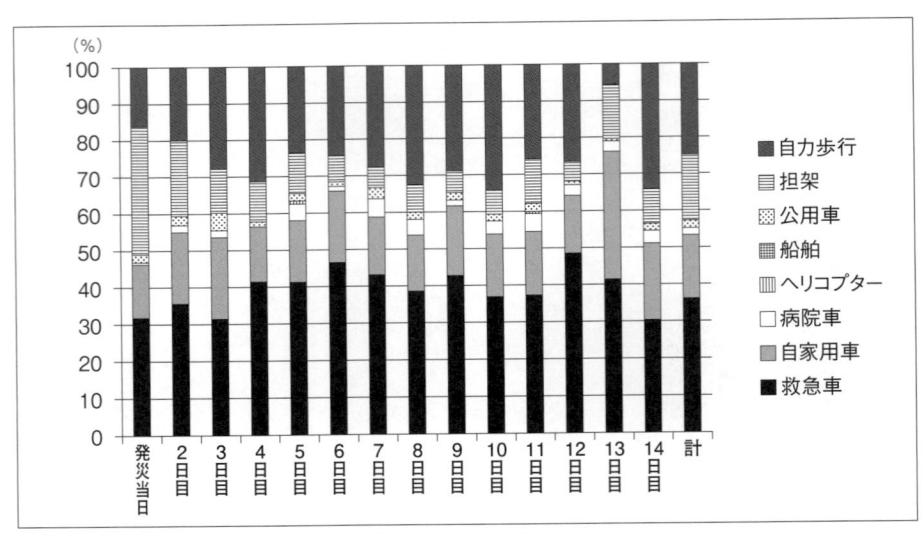

図24　阪神淡路大震災：初診医療機関への来院形態
＊搬送手段不明：1,595例　　＊搬送日不明：276例
＊私的手段（自力，担架，自家用車）による搬送は全体の41％

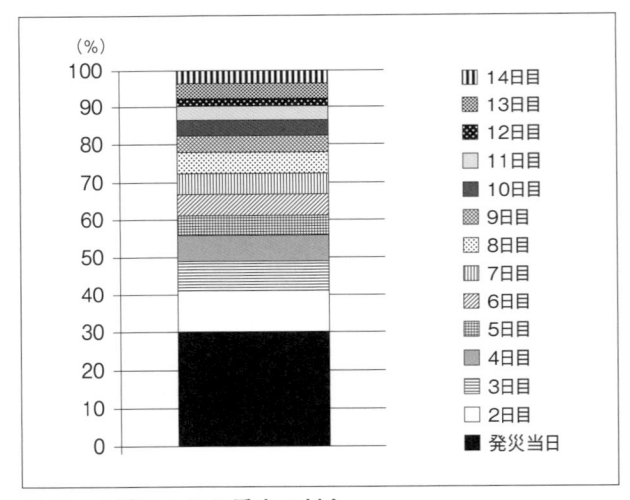

図25　入院における重症の割合

ンの再構築が叫ばれている。

　医療資器材について，都立病院のフォーマットでは，災害拠点病院として病院が備蓄する資器材，都立病院を主管する病院経営本部が備蓄する資器材，NBC（Nuclear, Biological, Chemical Disaster）対応特殊資器材の3つの区分で作成している（**表25**）。受講者の病院には，このようなフォーマットをもとに各自で医療資器材の備蓄チェックリストを作成してもらう。

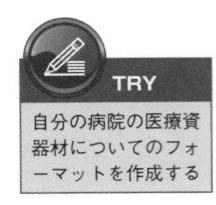

> **TRY**
> 自分の病院の医療資器材についてのフォーマットを作成する

表25 都立病院の医療資器材フォーマット

区分	備蓄品目			備蓄標準					
				救急・災害医療センター 代替・補充機能を担う病院		災害拠点病院		後方医療施設	
東京都災害拠点病院標準整備品目	災害拠点病院用資器材	必須整備	新7点セット	1	セット	1	セット		
			現場携行用医療資器材	1	セット	1	セット		
			トリアージ・タッグ	1,000	枚	500	枚		
			ベッド兼担架	10	台	10	台		
		選択整備（代替品可能）	毛布	300	枚	100	枚		
			空気枕	300	個	100	個		
			ガートル台	300	台	30	台		
			煮沸消毒用器材	5	式	5	式	2	式
			ポータブル発電機及び付属品	5	台	5	台	2	台
			大型投光機	4	台	2	台	1	台
			非常用キャンドル	100	本	100	本	50	本
			組立水槽	2	台	2	台	1	台
			浄水セット	1	台	1	台	1	台
			組立式簡易トイレ	5	台	5	台	2	台
			野外炊飯施設	1	台	1	台	1	台
病院経営本部独自の備蓄標準	医療用資器材		ポータブルX線装置	2	台	1	台		
			燃料タンク（発電機等用）	10	台	5	台		
			AED	10	台	10	台		
			簡易ベッド	300	台	100	台		
			耐圧ホース（人工呼吸,酸素吸入用）	10	本	10	本		
	薬品・診療材料		各種緊急処置セット	想定規模に応じて,ランニングストック方式で備蓄する。					
	被服		ジャンパーまたはジャケット	100	着	100	着	50	着
			ヘルメット	100	個	100	個	10	個
			帽子	100	個	100	個	50	個
			腕章	100	枚	100	枚	50	枚
			安全靴	100	足	100	足	10	足
	給食器具		災害用コンロ	5	台	5	台	2	台
			補助燃料（固形燃料）	8	箱	8	箱	4	箱
			鍋	5	個	5	個	5	個
	その他資器材		燃料タンク（発電機等用）	6	台	6	台	3	台
			懐中電灯またはランタン	30	個	30	個	15	個
			コードリール	6	個	6	個	3	個
			タオル	300	枚	100	枚	20	枚
			テント	3	張	2	張	1	張
			ハンドマイクまたはメガホン	3	台	3	台	2	台
NBC災害用資器材			防護服	8	着				
			除染テント	1	張				
			防毒マスク	8	セット				
			ゴム手袋	8	双				
			長靴	8	足				
			テープ	8	巻				
			簡易陰圧ユニット	1	台				
			NBC簡易検査セット	1	式				

6. 検証とトレーニング，特にコンフリクトゲーム

　東日本大震災では，震災前に設定していた被害規模・程度が，交通インフラの途絶，情報通信機能の途絶，燃料供給途絶，非常用電源の喪失などの想定外の出来事で崩れ，計画的対応ができなかったという報告がみられた。この報告からは一見，いかにもBCPが無力だったかのように感じてしまう。しかしながら，BCPとは計画を策定することが目的ではなく，組織における危機管理体制，業務継続体制を強化することが目的であり，そのための検証作業が大事であるという観点からは，この経験と検証により将来的に組織の脆弱性が小さくなったと考えることができ，BCPは大いに企業に貢献しているといえる。

　どんな重大な緊急事態に対しても重要事業を首尾よく回復できる可能性を高めるためにはトレーニングが必要である。トレーニングには，大きく分けて，テストと実習があり，後者には机上訓練，ゲーム，機能別模擬訓練，グループ討議，全体模擬訓練がある。トレーニングの際の質問は非常時に割り当てられたBCP活動に対して，スタッフの知識の有無がはっきりわかるものにかかわるものに限定する。

　ほとんどの災害対応マニュアルは日勤帯を想定してあるが，訓練は人員・要員が手薄で，かつ，救急患者対応も忙しい時間に想定する方が良い。時々刻々と変化する状況下で，その時点における医療を継続する上で，優先業務を決断させることがトレーニングの核の部分である。ストレステスト，コンフリクトゲーム，クロスロードゲームなどと呼ばれるものである。

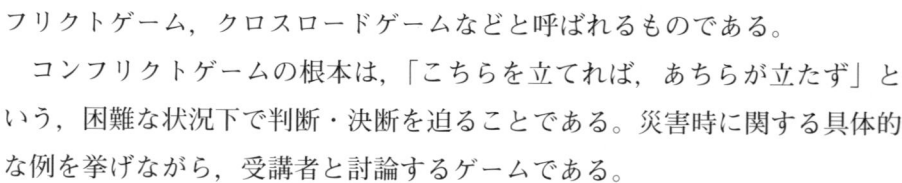

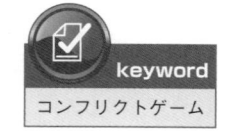

keyword　コンフリクトゲーム

　コンフリクトゲームの根本は，「こちらを立てれば，あちらが立たず」という，困難な状況下で判断・決断を迫ることである。災害時に関する具体的な例を挙げながら，受講者と討論するゲームである。

　一例を供覧する。

　発災24時間以内，職員の参集状況は予測を下回り，発災時の当直人員を含んでも平日勤務体制の3割未満（予測では7割以上）である。発災時から勤務している職員には疲労感が高まっており，順次休息させなければならない状況に陥っている。この状況で以下より選択を迫る（表26）。

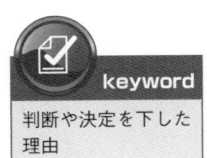

表26 コンフリクトゲーム超急性期（フェーズ1）：24時間後

```
                責任者は上席？あるいは本部長？

●職員の参集状況は予測を下回り，発災時の当直人        → 休息させますか？
  員を含んでも平日勤務体制の3割未満。（予測では          休息させた場合の診療は？
  7割以上）
  発災時から勤務している職員の疲労感が高まって
  おり，順次休息させなければならない状況。
  一方，DMATおよび医療救護班派遣要請を受けて
  いる。
●トリアージエリアで妊娠30週の患者が激しい腹痛       → 患者対応をどうしますか？
  を訴えている。切迫早産の可能性が高い。産婦人           母体優先／胎児優先？
  科医は当直医のみしかいない。
  しかも，渋滞があり，救急転送は無理。
●ICU患者の容態が急変した。通常であればドクター      → 自分で対応しますか？
  コール（業務連絡1号？）をかける事態だが，放            医師を呼びに走りますか？
  送設備が故障して使用できない状況である。
```

①あなたは指揮命令権者として休息させますか，また，休息させた場合の診療は中断しますか

②トリアージエリアで妊娠30週の患者が激しい腹痛を訴えている。切迫早産の可能性が高い。産婦人科医は当直医のみしかいない。しかも，渋滞があり，救急転送は無理。患者対応をどうしますか，母胎どちらを優先しますか

③ICU患者の容態が急変した。通常であればドクターコールをかける事態だが，放送設備が故障して使用できない状況である。自分自身で対応しますか，医師を呼びに行きますか

まず，やらねばならないことは，病院状況の情報を集め分析することである。発災後1時間における資源制約が把握しやすいように，surge capacityの4Sの要素についての表を作成することが重要で，**表27**に一例を示す。この資源制約の中で，「最大多数に最良を」の観点から，判断することになる。もちろん，立場や職種により判断は違うし，普遍的な正解はなく，その状況下で適切な判断ができるかを問うのがBCPのトレーニングの根幹である。判断や決定の正しさの評価より，その判断や決定を下した理由が最も重要である。災害時に指揮監督者は，現場の人間にコンフリクトを生じさせないよう心掛けるべきであり，最も悪いのは，「悪い決断を下す」ことではなく，「決断しない」ことである（**図26**）。

> keyword
> 判断や決定を下した理由

表27　資源制約（フェーズ1：24時間後）

system	space	staff	supply
【インフラ】 ●電力 非常用電源で平常時の6割 ●上水 給水は停止，受水槽から供給，節水の必要あり ●ガス 安全確認が終了していないため，使用停止状態 ●通信 固定電話，PHS，携帯電話は不通 防災行政無線，衛星通信使用可能 ●交通 道路通行制限中，鉄道運行停止 【ICS】 都および院内防災対策本部設置済 病院経営本部から被害状況確認あり EMIS入力可 【地域連携】 始動していない 【通信伝達・情報】 地震による被害状況の情報は衛星通信インターネットで収集中（詳細情報不足）	【施設】 ●医療施設 ER中心に傷病者対応中 外来診療室は，揺れの影響で機器類，物品が散乱．片付けが追いついていない． 病棟空床0．外来待合室を臨時の収容スペースに転用開始 ●霊安室 空き無，遺体置場を隣接の看護学校に設置 【質】 ●規模 院外傷病者受入は外来スペースや会議室の転用で170名まで可能 ●能力 CT，MRI停止中，検査業務は緊急のみ対応中 電子カルテ，自動搬送設備停止中，院内LAN，TAIMS不通	●人員 医師で発災後参集できたものは救命救急医2名とシニアレジデント4名，外科系副院長のみ ●能力・技術セット ●体力 多くの職員は前日当直時から休みなく従事しているため，疲労が高まっている 参集してきた職員も，疲労している者が多い 高い士気が勤務継続を支えている ●精神力 ほとんどの職員は集中力を発揮して職務にあたっている．家族と連絡が取れない職員は動揺しており，重症小児患者受入時に涙を浮かべる者もいる	●生物学的資器材 ●人工呼吸器 ●PPE 在庫有り ●標準サプライ 消費量が多いが，ランニングストックで対応中 ●食料・水 備蓄非常食で対応中 入院患者へは病棟備蓄の栄養補助食品等，水の配布で対応 発災時ER外来中の患者がまだ在院しており，非常食・水を1回配布 職員分は臨時職員休養室に運び入れており，職務の合間に飲食可能

keyword
限定合理性
（bounded rationality）

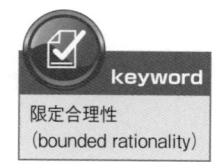

　指揮者（major incident commander）はその時，その時点において有効な情報や状況の認識に基づいて決定を下す．これは限定合理性（bounded rationality）の概念であり，その概念の中では，決定は不十分な情報に基づいているが，十分であると判断される（図26）．限定合理性とは完全な推論能力や情報処理能力を備えているという意味の合理性に対し，限定された能力しかもたないことを意味しており，災害時のBCPにおける優先業務の決断には欠かせない言葉である．指揮命令系統の中で，正確な情報共有のため，お互いの意思疎通の手段として工学的な通信伝達手段が探求されるが，大事なことは正しく伝わることではなく，正しく行動できるようになるという人間工学的な通信伝達手段が前提である．意思決定の前提条件として，その時点の4Sの表を完成させておくことが必要である．

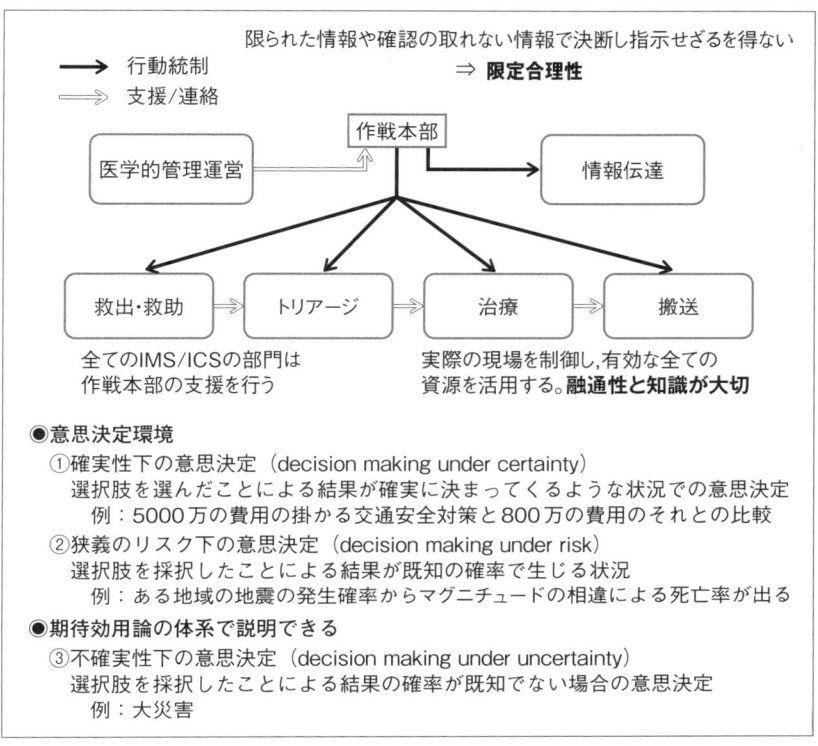

```
限られた情報や確認の取れない情報で決断し指示せざるを得ない
→ 行動統制                    ⇒ 限定合理性
⇒ 支援/連絡
                    作戦本部
   医学的管理運営  ⇄            → 情報伝達
          ↙    ↙    ↘    ↘
      救出・救助 → トリアージ → 治療 → 搬送
   全てのIMS/ICSの部門は    実際の現場を制御し,有効な全ての
   作戦本部の支援を行う     資源を活用する。融通性と知識が大切
```

●意思決定環境
　①確実性下の意思決定（decision making under certainty）
　　選択肢を選んだことによる結果が確実に決まってくるような状況での意思決定
　　　例：5000万の費用の掛かる交通安全対策と800万の費用のそれとの比較
　②狭義のリスク下の意思決定（decision making under risk）
　　選択肢を採択したことによる結果が既知の確率で生じる状況
　　　例：ある地域の地震の発生確率からマグニチュードの相違による死亡率が出る
●期待効用論の体系で説明できる
　③不確実性下の意思決定（decision making under uncertainty）
　　選択肢を採択したことによる結果の確率が既知でない場合の意思決定
　　　例：大災害

図26　作戦行動：現場にコンフリクトを生じさせない意思決定
［Chapter：All-Hazard Course Overview and DISASTER Paradigm. Basic Disaster Life Support provider manual ver5. AMP. USA, 2004：1-1-1-27より改変］

7. 資源不足下のトリアージへの意識改革

　事故を認識し評価をした後，医療資源の不足がなければ通常対応であり，資源の欠乏があるが代用などで対応していく状況が不測の事態対応であり，この境目をindicator（資源欠乏閾値：resource shortage threshold）と呼んでいる。さらに特殊な資源が不足もしくは無効となり，トリアージの決定が患者の予後で決定される境目をtrigger（資源トリアージ閾値：resource triage threshold）と呼んでいる（図27）。つまり，災害が大きくなればなるほど，傷病者の状態に基づく治療の優先順位の決定ではなく，資源に基づく傷病者の治療の優先順位，すなわち，治療対効果・効用の考え方に切り替わる。空間，スタッフ，サプライ，標準的ケアという4Sの資源の分配の側面から，通常，不測の事態，災害の違いを図28に示したが，事故が災害に向

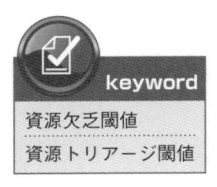

keyword
資源欠乏閾値
資源トリアージ閾値

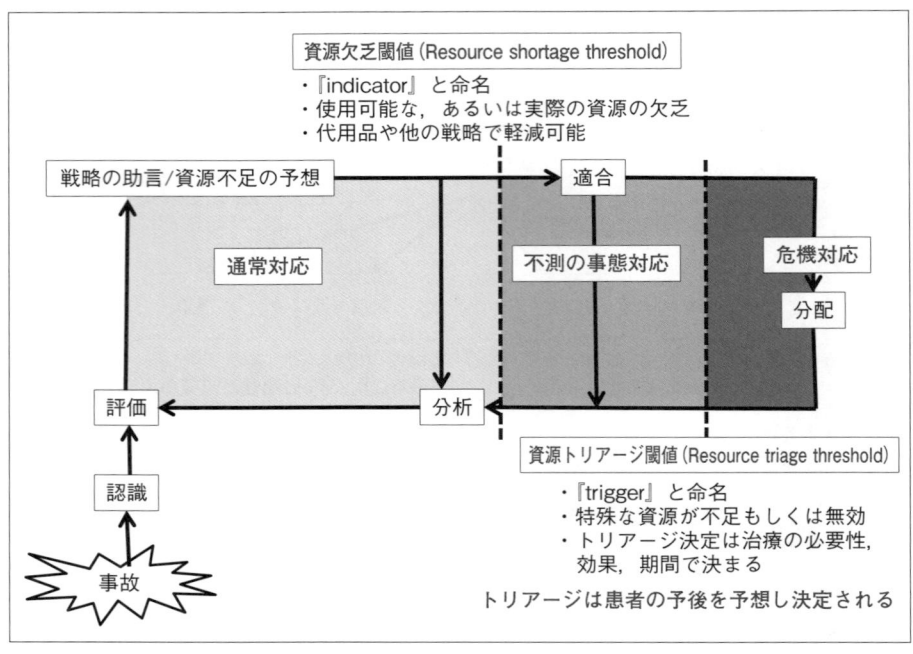

図27　Surge Response Framework
[Dan Hanfling, Bruce M. Altevogt, Kristin Viswanathan, et al：Hospitals and acute care facilities. Crisis standards of care. The national academies press, Washington DC, 2012：4-1-4-58より改変]

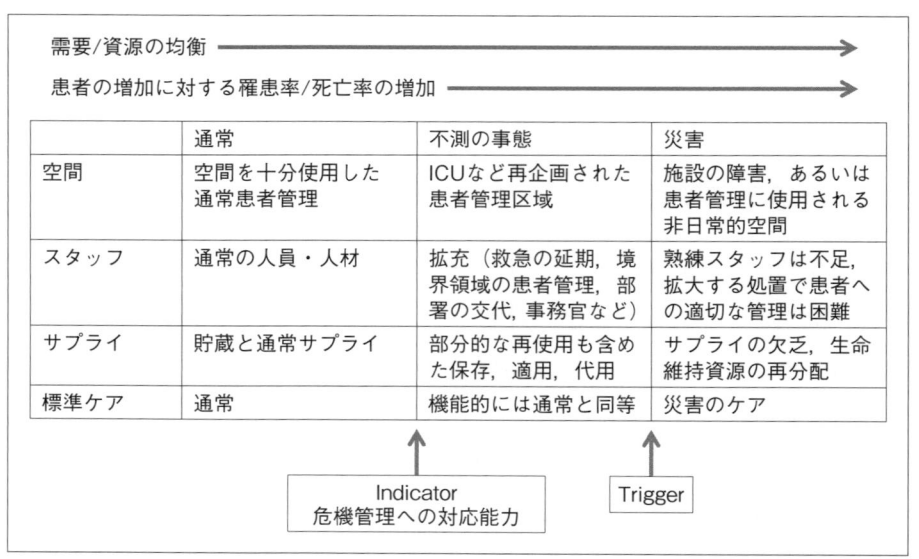

	通常	不測の事態	災害
空間	空間を十分使用した通常患者管理	ICUなど再企画された患者管理区域	施設の障害，あるいは患者管理に使用される非日常的空間
スタッフ	通常の人員・人材	拡充（救急の延期，境界領域の患者管理，部署の交代，事務官など）	熟練スタッフは不足，拡大する処置で患者への適切な管理は困難
サプライ	貯蔵と通常サプライ	部分的な再使用も含めた保存，適用，代用	サプライの欠乏，生命維持資源の再分配
標準ケア	通常	機能的には通常と同等	災害のケア

図28　資源の分配
[Dan Hanfling, Bruce M. Altevogt, Kristin Viswanathan, et al：Catastrophic disaster response. creating a framework for medical care delivery. Crisis standards of care. The national academies press, Washington DC, 2012：1-31-1-53より改変]

かえば向かうほど，需要と資源の不均衡，傷病者の増加に伴う罹患率・死亡率が増加していく。

病院内では，一次トリアージ（primary triage），二次トリアージ（secondary triage），三次トリアージ（tertiary triage）があり，日常診療では，資源量を考慮していない（表28）。災害時の三次トリアージは，平常時の確定診断や治療の最中や治療後に行われるような，より高度な医療の優先順位を決定するためのものではない。SOFAスコアや人工呼吸器継続期間，基礎疾患，疾患特異性などを考慮し，集中治療から患者の状況に合わせた適切なケアへの移行のためのトリアージと有効な資源の再評価を行うことが災害時の三次トリアージである（図29）。災害時の資源不足の状況下に，もはや集中医療を必要としないあるいは除外基準に当てはまる傷病者の決定，新しい患者への集中治療の再配分の検討，以前集中治療を受けていた患者の緩和ケアを含む対症療法への移行などを考慮し，あくまで，資源不足状況下の最大多数の救命を主眼とするものである。この意識改革が医療従事者には最も困難な意識改革である。

keyword
資源不足状況下の最大多数の救命

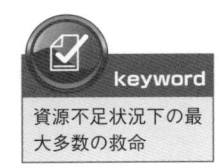

表28　3つの基本的トリアージ

Primary triage[*1]
最初の評価時や処置の前に行われるもの
例：ERの入口あるいは災害現場で救急隊によるトリアージ
Secondary triage[*2]
付加的な評価をした後，あるいは，最初の処置後行われるもの
例：輸液や最初のCT撮影後，外科医によるトリアージ
Tertiary triage
確定診断や治療の後あるいは最中に行われるもの
例：種々の生理学的評価をしつつ，挿管し人工呼吸管理後の集中治療医によるトリアージ
resolve around priority access not absolute access to a resource
資源への絶対的なアクセスではなく，優先性のアクセスを解決する
⇒優先性を決めているだけで，資源を考えてはいない

[*1] Primary triage：通常毎日，ERで誰を次に診るかを決めるために使われている。
[*2] Secondary triage：誰のCTを先に撮影するか，誰を先に手術室に運ぶかを決める時にしばしば使われている。

[Dan Hanfling, Bruce M. Altevogt, Kristin Viswanathan, et al：Hospitals and Acute Care Facilities. Crisis Standards of Care. the National Academies Press, Washington DC, 2012：4-1-4-58より]

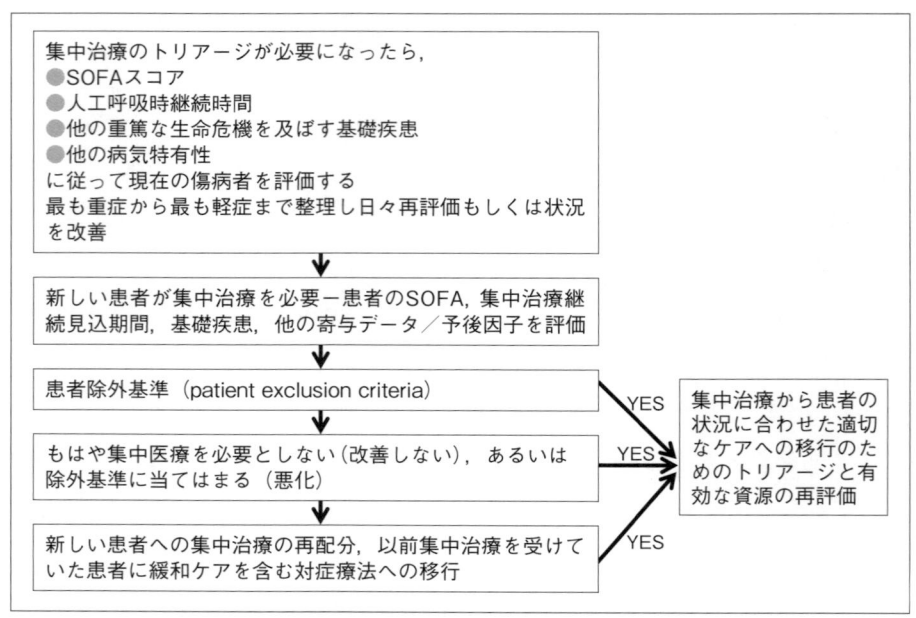

図29 Tertiary triage：基本のトリアージ

[Dan Hanfling, Bruce M. Altevogt, Kristin Viswanathan, et al：Hospitals and acute care facilities. Crisis standards of care. The national academies press, Washington DC, 2012：4-1-4-58 より改変]

まとめ

　地域防災計画に書かれた災害対応を『人，施設，設備，等』資源制約を考慮し着実に実行できる体制を整えることがBCPの目的である。病院のBCPとは，時系列を考慮しながら，リアルタイムに，資源を考えながら，著しく増加した需要に応えていくことである。BCPは計画を策定することが目的ではなく，組織における危機管理体制，業務継続体制を強化することが目的であり，BCPには局面局面での決断が要求されるため，訓練，特に幹部の指揮命令訓練が必要である。BCPの今後の継続的な見直しと同時に，課題解決を図るシステムを作り，事業継続マネージメント（BCM）を実践していくことが望まれる（図30）。

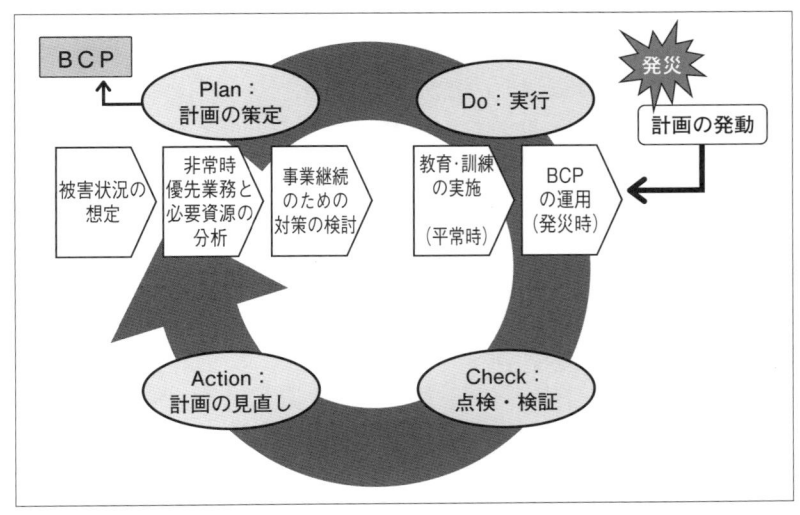

図30　BCPからBCMへ
　　＊BCPは継続的な見直しと課題解決を図るシステムを作り，今後は事業継続マネージメント（BCM）を構築。

参考文献

1) 佐々木勝：病院の災害時のBCP（business continuity plan）．Modern Physician **32**（5）：641-653, 2012
2) 佐々木勝：災害発生時の集中治療室の役割．ICUとCCU **37**（3）：183-190, 2013
3) 佐々木勝：災害時の病院のBCP（事業継続計画）．プレホスピタル・ケア **26**（1）：60-69, 2013
4) 紅谷昇平，平野誠也：過去の災害対応にみる地方公共団体の業務継続体制の重要性．季刊政策・経営研究 **3**：119-136, 2011
5) 中島　康，菊地　睦，佐々木勝：二次元展開法を応用した災害対策本部における情報トリアージ方法の整備について．日臨救急医会誌 **16**（2）：108-113, 2013
6) World Health Organization：Planning for business continuity. First national course on public health emergency management. 12-23 March 2011, Muscat, Oman （http://www.slidefinder.net/p/planning_business_continuity/33008718）
7) Brewster PW：Disaster education and training：Linking individual and organizational learning and performance. Koenig and Schultz's disaster medicine：Comprehensive principles and practices. Cambridge University Press, Cambridge, p21-32, 2010
8) Dan Hanfling, Bruce M. Altevogt, Kristin Viswanathan, et al.：Catastrophic disaster response. Crisis standards of care：A systems framework for catstrophic disaster response, Volume1 Introduction and CSC framework. The national academies press, Washington DC, p1-31, 51-53, 2012
9) 竹内　啓：「想定外」の大震災とは（内橋克人編：大自然のなかで：私たちは何をすべきか）．岩波書店，東京，p37-43, 2011
10) 仁平義明：防災の心理学—ほんとうの安心とは何か．東信堂，東京，p3-18, 2009
11) 佐々木勝：ハザードマップを考慮した都立病院のライフラインの実態調査と再編整備．集団災害医学会雑誌 **15**：9-17, 2010
12) Kaiser Permanente：Medical Center Hazard and Vulnerability Analysis. Kaiser Foundation Health Plan, Oakland, 2001
    （https://docs.google.com/viewer?a=v&q=cache:vthK8LgJ20IJ:www.gnyha.org/22/File.aspx+&hl=ja&gl=jp&pid=bl&srcid=ADGEESiERia8sBJLh3UeQlK3ABHn1FDBRW_iRSQSqYwGsVPhYGViBeXa3aOAafKUETcL5WB__-Q6j3-FgejOzd6ioKjUtOzh6Sq-lDb5OSrJvAmz0n_Ji9fQuWmLdQQnA3NQL5_sucGT&sig=AHIEtbRWWOJIzCXhk7evDniBjZqT-uhuFA）
13) SPD研究会：災害時における医療材料の供給等に関する提言．2011
    （http://www.medicare-net.co.jp/spd/info/info013.pdf）
14) Barbisch D, Haik J, Tessone A, et al.：Surge capacity. Koenig and Schultz's disaster medicine：Comprehensive principles and practices. Cambridge University Press, Cambridge, p33-50, 2010
15) Dan Hanfling, Bruce M. Altevogt, Kristin Viswanathan, et al.：Out-of-hospital and alternate care system. Crisis standards of care. The National Academies Press, Wathington DC, 5-1-5-21, 2012

16) Kaiser Foundation Health Plan：Medical Center Hazard and Vulnerability Analysis. Oakland, 2001
17) Adams LM：Exploring the concept of surge capacity. The online Journal of Issues in Nursing, 2009
　（http://www.nursingworld.org/MainMenuCategories/ANAMarketplace/ANAPeriodicals/OJIN/TableofContents/Vol142009/No2May09/Articles-Previous-Topics/Surge-Capacity.html）
18) Bible J：UTHSC-H Business continuity plan update. 2008
　（http://www.powershow.com/view/2c070ODE5M/UTHSCH_Business_Continuity_Plan_Update_flash_ppt_presentation）
19) 白橋賢太朗：震災の教訓をBCPにどう生かすか『東日本大震災を受けて他企業の事業継続に係る意識調査』結果をもとに．NTTデータ経営研究所, 2011
　（http://www.keieiken.co.jp/monthly/2011/1109-04/index.html）
20) Hogan DE, Burnstein JL：Basic physics of disaster. Disaster Medicine. Lippincott Williams & Wilkins, Philadelphia, p3-9, 2002
21) 平成7年度厚生科学研究費補助金健康政策調査研究事業「阪神・淡路大震災に係る初期救急医療実態調査班」：阪神・淡路大震災に係る初期救急医療実態調査班研究報告書：平成7年度厚生科学研究費補助金健康政策調査研究事業．Ⅲ-1. 患者の概要．p17-26, 1996
22) 平成7年度厚生科学研究費補助金健康政策調査研究事業「阪神・淡路大震災に係る初期救急医療実態調査班」：阪神・淡路大震災に係る初期救急医療実態調査班研究報告書：平成7年度厚生科学研究費補助金健康政策調査研究事業．Ⅲ-2. 外因患者の実態．p27-37, 1996
23) 吉永和正, 山村治史, 丸川征四郎：震災後の医療需要の変化と医療支援（武下　浩ほか編：大震災における救急災害医療）．へるす出版，東京, p42-53, 1996

索　引

数　字
4S ……………………………………33, 34, 35, 51

欧　文
— B —
BCP一覧表 …………………………………46
BIA（business impact analysis）………6, 24, 27
bounded rationality（限定合理性）……………6
BRP ……………………………………12, 13

— C —
call back policy ……………………………35
cold site facility ……………………………27
cost of disruption ……………………………10
cost to recover ………………………………10

— E —
ERP（emergency response plan）………12, 35, 41

— H —
hot site facility ……………………………27

— I —
IMP …………………………………………12
indicator（資源欠乏閾値：
　　resource shortage threshold）…………53

— M —
medical surge ………………………………33

— S —
space ………………………………………34
staff（人員）……………………………33, 35
structure ……………………………………33
stuff ……………………………………33, 34
supply ………………………………………34
surge capacity ………………6, 33, 41, 46, 51
system ………………………………………33

— T —
the dual wave effect ………………………36
the geographic effect ………………………36

trigger（資源トリアージ閾値：
　　resource triage threshold）……………53

— W —
warm site facility …………………………27

和　文
— あ —
亜急性期 …………………………………35, 46
亜急性期・慢性期 …………………………41
安心 …………………………………………27
安全 …………………………………………27
遺体の安置 …………………………………32
一次トリアージ（primary triage）…………55
医療サービスの提供に対するインパクト……27
医療機器材 …………………………………48
医療資源 ……………………………………36
医療需要 ……………………………………36
医療需要の想定 ……………………………36
インパクト …………………………………27

— か —
間接被害 ……………………………………28
危機管理 ……………………………………9
机上訓練 …………………………………21, 50
基礎知識 ……………………………………23
帰宅や退院の基準を設定 ……………………32
機能別模擬訓練 …………………………21, 50
救急医療機関 ………………………………37
急性期 ……………………………………35, 46
狭義のBCP …………………………………12
業務継続体制の強化 …………………………18
許容時間 ……………………………………10
緊急対応計画
　　（emergency response plan：ERP）………12, 35, 41
緊急度 ……………………………………25, 27
クラッシュ症候群 …………………………38
グループ討議 ……………………………21, 50

クロスロードゲーム……………………50
外科系の医療救護班……………………46
減災意識…………………………27, 28
限定合理性（bounded rationality）……52
ゲーム……………………………21, 50
広義のリスク分析………………………27
コミュニケーション……………………41
コンフリクト……………………………51
コンフリクトゲーム……………………23, 50

― さ ―

災害拠点病院……………………………37
災害現場派遣チーム（Disaster Medical Assistance Team：DMAT）………………46
災害サイクル……………………………33
災害時対応マニュアル…………………12
災害対応…………………………………9
災害による精神的被害…………………46
サプライチェーンの再構築……………47
サプライチェーンの寸断………………47
サプライチェーンの断続………………28
三次トリアージ（tertiary triage）……55
参集状況…………………………………19
指揮者（major incident commander）……52
指揮命令系統……………………………18
事業継続マネジメント（BCM）………57
事業復旧計画（business recovery plan：BRP）……12
時系列の医療対応………………………46
資源の多重化……………………………28
実習（exercise）…………………21, 50
疾病内訳を予測する……………………36
指定二次救急医療機関…………………37
重要度……………………………25, 27
重要な病院の6つの資源………………29
重要・優先業務の選定…………………46
傷病者来院圏域…………………………36
初期対応計画（incident management plan：IMP）…12
除細動器…………………………………33
初動体制（ERP）………………………35
初動体制マニュアル……………………35, 41
人材育成…………………………………19
ストレステスト…………………………50

全体の模擬訓練……………………21, 50
総括表……………………………………20
想定………………………………………14
想定外……………………………………14
想定外の訓練……………………………18
想定外の対応……………………………18
組織の危機管理体制……………………18

― た ―

退院基準の一例…………………………14
タイムライン……………………12, 35, 46
タイムラインの設定……………………41
代用施設…………………………………32
多次元展開…………………………27, 41
多重化……………………………………28
地域防災計画……………………………28
チェックリスト…………………………14
超急性期……………………………35, 46
超急性期・急性期………………………41
通常業務…………………………………14
テスト（testing）…………………21, 50
テーマ……………………………………23
徒歩1時間圏域内………………………36
トレーニング……………………………50

― な ―

内科系救護班……………………………46
二次元……………………………………25
二次元展開法（KJ法）…………………25
二次トリアージ（secondary triage）……55

― は ―

ハザード一覧表…………………………28
ハザード分析……………………………27
ハザードマップ…………………………28
場所の準備………………………………27
被害想定結果の傷病者予測……………37
被害の軽減策……………………………27
非常時優先業務……………………18, 19
病院自身の経営や運営に対するインパクト……27
病院のスタッフに対するインパクト……27
病院のライフライン………………28, 30
フェーズ毎………………………………19
複線化……………………………………28

プロファイリング……………………………23, 24
防災意識……………………………………27
― ま ―
慢性期予防…………………………………35
慢性期………………………………………46
身元確認……………………………………32
モニター……………………………………33
― や ―
予測重症者数の内訳………………………38
― ら ―
来院圏域……………………………………36
来院傷病者や疾病内訳……………………46
来院パターン………………………………41
来院予測圏域内……………………………37
ライフラインの被害想定…………………28
リスク…………………………………………8
リスク分析……………………………25, 27, 28
ルール作成…………………………………14
連携…………………………………………19
連鎖的被害…………………………………28

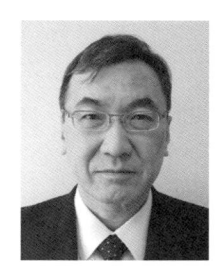

《 著者紹介 》

佐々木　勝（SASAKI MASARU）

東京都立広尾病院・院長
【専門】　救急医学，災害医学
【資格】　日本救急医学会　専門医・指導医，日本外傷学会　専門医，日本脳神経外科学会
　　　　専門医，ICD，産業医
【おもな著書】医療従事者のための 災害対応アプローチガイド，新興医学出版社，2011
　　　　　　　さくさくトリアージ救急外来『ポケットマニュアル』，東京法令出版，2010
　　　　　　　3訂 救急隊員のための救急活動Q&A，東京法令出版，2004

© 2014　　　　　　　　　　　　　　　　　　　　　第1版発行　2014年3月3日

病院のBCP
災害時の医療継続のために

（定価はカバーに表示してあります）

検印省略	著　者　　佐々木　　勝
	発行者　　林　　峰子
	発行所　　株式会社 新興医学出版社
	〒113-0033　東京都文京区本郷6丁目26番8号
	電話　03（3816）2853　FAX　03（3816）2895

印刷　株式会社 藤美社　　ISBN978-4-88002-746-3　　郵便振替　00120-8-191625

- 本書の複製権・上映権・譲渡権・公衆送信権（送信可能化権を含む）は株式会社新興医学出版社が保有します。
- 本書を無断で複製する行為、（コピー、スキャン、デジタルデータ化など）は、著作権法上での限られた例外（「私的使用のための複製」など）を除き禁じられています。研究活動、診療を含み業務上使用する目的で上記の行為を行うことは大学、病院、企業などにおける内部的な利用であっても、私的使用には該当せず、違法です。また、私的使用のためであっても、代行業者等の第三者に依頼して上記の行為を行うことは違法となります。
- JCOPY〈（社）出版者著作権管理機構 委託出版物〉
本書の無断複写は著作権法上での例外を除き禁じられています。複写される場合は、そのつど事前に（社）出版者著作権管理機構（電話 03-3513-6969、FAX 03-3513-6979、e-mail：info@jcopy.or.jp）の許諾を得てください。